南远顺 编著

大字大图版

养生
大图典
Yangsheng
Datudian

防癌抗癌

饮食宜忌

全真图解

FANG'AI KANG'AI YINSHI YIJI
QUANZHEN TUJIE

SPM 南方出版传媒
广东科技出版社 | 全国优秀出版社
·广州·

U0263271

图书在版编目(CIP)数据

防癌抗癌饮食宜忌全真图解：大字大图版 / 南远顺
编著. — 广州：广东科技出版社，2016.8
　（养生大图典）
　ISBN 978-7-5359-6550-9

　Ⅰ. ①防…　Ⅱ. ①南…　Ⅲ. ①癌—食物疗法—图解
Ⅳ. ①R247.1-64

　　中国版本图书馆CIP数据核字（2016）第165767号

防癌抗癌饮食宜忌全真图解：大字大图版

Fang'ai Kang'ai Yinshi Yiji Quanzhen Tujie Dazi Datuban

责任编辑：赵　杰　李　莎

封面设计：瑞雅书业·付世林

责任校对：盘婉薇

责任印制：吴华莲

出版发行：广东科技出版社

　　　　　（广州市环市东路水荫路11号　邮政编码：510075）

http://www.gdstp.com.cn

E-mail: gdkjyxb@gdstp.com.cn（营销中心）

E-mail: gdkjzbb@gdstp.com.cn（总编办）

经　　销：广东新华发行集团股份有限公司

排　　版：瑞雅书业·张彩萍

印　　刷：北京市梨园彩印厂

　　　　　（北京市通州区梨园镇大马庄村　邮政编码：101121）

规　　格：889mm×1194mm　1/16　印张4.5　字数72千

版　　次：2016年8月第1版

　　　　　2016年8月第1次印刷

定　　价：19.80元

目录 Contents

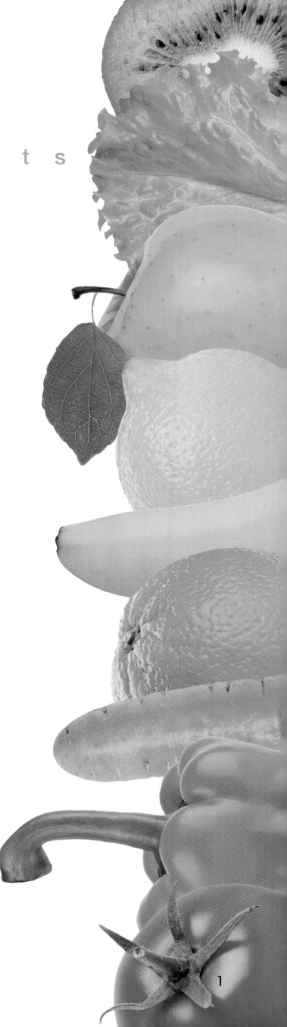

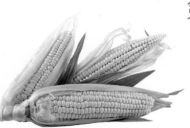

编者公告

　　本书旨在为广大读者提供养生保健的相关知识，并非医疗手册。本书所提供的信息只能帮助读者树立自我保健的决心，不能代替医生的治疗处方。如果您怀疑自己身患疾病，建议您接受必要的医学治疗。

五谷杂粮 宜

小米

抗癌指数：★★★★★

养生功效

健脾和胃，益肾除热

性味归经

性凉，味甘、咸；归脾、胃、肾经

抗癌因子

B族维生素、β-胡萝卜素、硒

抗癌机制

小米富含β-胡萝卜素，β-胡萝卜素在人体内可以转化成能阻止和抑制癌细胞的维生素A。小米富含具有抗氧化功能的硒，能增强人体的免疫功能，可减少癌症的发生。

食用有方

◎ 小米的防癌吃法以煮粥为好，可单独熬煮，也可添加甘薯、核桃、松子、莲子、栗子、芝麻、百合以及豆类等有助于防癌的食物，以加强抗癌作用。

◎ 小米淘洗时不宜次数过多，更不可加碱同煮，以避免抗癌的有效营养成分损失。

搭配有理

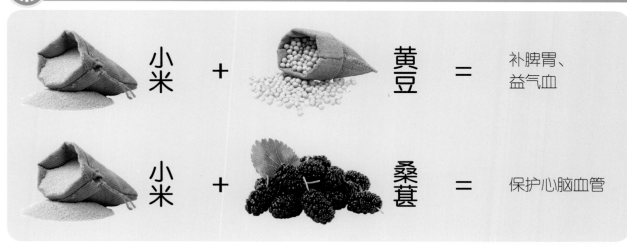

小米 ＋ 黄豆 ＝ 补脾胃、益气血

小米 ＋ 桑葚 ＝ 保护心脑血管

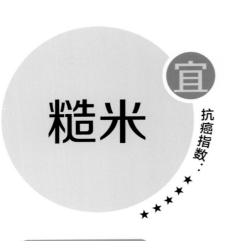

糙米

宜

抗癌指数：★★★★★

养生功效
健脾养胃，补中益气

性味归经
性温，味甘；归脾、胃经

抗癌因子
B族维生素、膳食纤维、肌醇六磷酸

抗癌机制
糙米胚芽内不仅含有抗癌作用的肌醇六磷酸，而且富含膳食纤维，可促进肠道蠕动，软化粪便，可改善便秘，有预防直肠癌及结肠癌的作用。另外，糙米中含有的B族维生素有利于预防癌症。

📖 食用有方

◎ 用高压锅煮食，糙米和水的比例为1∶1；用一般的锅煮食，水应是糙米的1.5～2倍。

◎ 糙米可与大米按1∶3的比例煮饭，也可将二者熬粥食用，还可掺些大豆、小豆等杂粮或放入几颗大枣，不仅口感美味、营养丰富，而且有利于增强抗癌功效。

⊙ 搭配有理

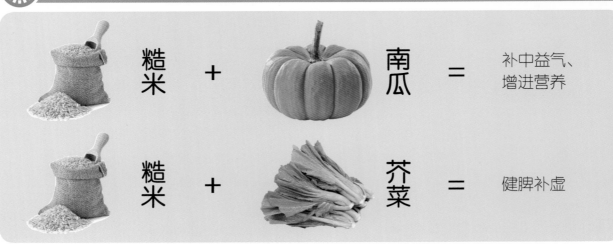

| 糙米 | + | 南瓜 | = | 补中益气、增进营养 |
| 糙米 | + | 芥菜 | = | 健脾补虚 |

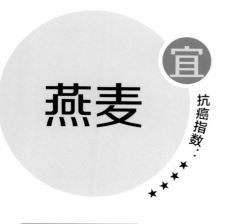

燕麦

宜

抗癌指数·····★★★★★

养生功效
益肝和胃，养心敛汗

性味归经
性平，味甘；归肝、肾经

抗癌因子
B族维生素、维生素E、不饱和脂肪酸、锌、硒、膳食纤维

抗癌机制
　　燕麦富含多种微量元素，可调节人体免疫功能，帮助人体抵御癌症侵袭。燕麦中含有的维生素E，可减少自由基对机体的损伤，起到抗氧化、抗衰老、保持青春活力的作用，进而达到预防癌症的目的。

食用有方

◎ 燕麦中含有的B族维生素成分不耐高温，所以给燕麦加热的时间不宜过长，即食燕麦片建议煮食时间在3分钟左右，和牛奶同煮则煮开即可。另外，生的燕麦煮食时间不要超过半小时，这样才能保证较为完整地保留燕麦的营养，达到防癌效果。

搭配有理

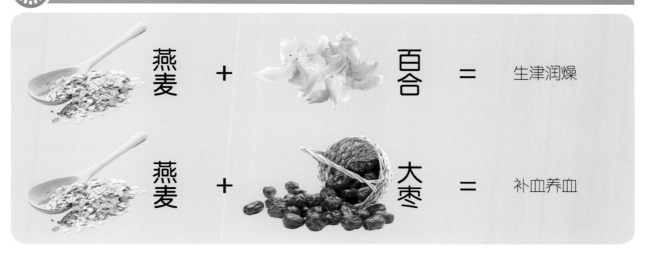

燕麦　＋　百合　＝　生津润燥

燕麦　＋　大枣　＝　补血养血

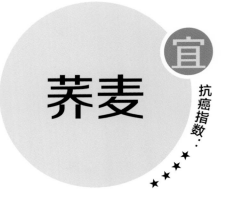

荞麦

宜

抗癌指数：★★★★☆

养生功效
健脾除湿，消积降气

性味归经
性凉，味甘；归脾、胃、大肠经

抗癌因子
黄酮类化合物、芦丁、B族维生素、维生素E、硒、亚油酸

抗癌机制
荞麦中含有丰富的黄酮类化合物和芦丁，不仅可以促进细胞增生，而且可防止血细胞的凝集，还有调节血脂、增强血流量的作用，能降低癌症的发病率。

食用有方

◎ 用荞麦煮粥，煮至米粒烂熟即可。若再加几颗营养丰富的大枣，不仅味道更鲜美，而且防癌、保健功效更强。

◎ 癌症患者免疫功能低下，可合用香菇、紫皮蒜、荞麦面3种富含硒的食物，间断食用，有助于抗癌、解毒散结及增强免疫力。

搭配有理

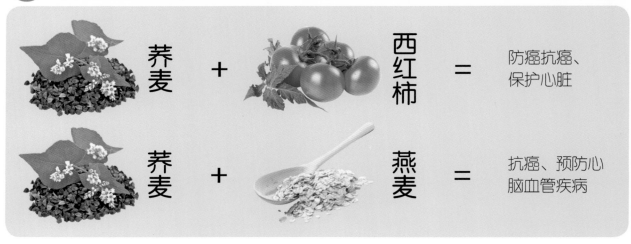

荞麦 ＋ 西红柿 ＝ 防癌抗癌、保护心脏

荞麦 ＋ 燕麦 ＝ 抗癌、预防心脑血管疾病

薏苡仁

宜

抗癌指数 ★★★★

养生功效
健脾渗理，除痹止泻

性味归经
性凉，味甘、淡；归脾、胃、肺、肾经

抗癌因子
B族维生素、维生素C、薏苡仁素、薏苡仁酯、钾、硒、水溶性多糖

抗癌机制
薏苡仁不仅能增强免疫力，还可以使体内变异细胞良性化，减少癌前病变及肿瘤症状。另外，薏苡仁含有丰富的水溶性多糖，可预防人体细胞受病毒感染，以达到防癌目的。

食用有方

◎ 薏苡仁的吃法多种多样，一般来说，都是搭配一些保健食材煮粥来补养身体。其配料一般有山药、百合、大枣、白果、莲子等平和滋补之物，对身体大有裨益。

◎ 薏苡仁与柠檬搭配食用，具有除湿祛风、健脾和胃的功效，适用于脾虚、泄泻等患者食用。另外，二者搭配可改善粗糙、干燥、皱纹、色素沉淀等肌肤问题。

搭配有理

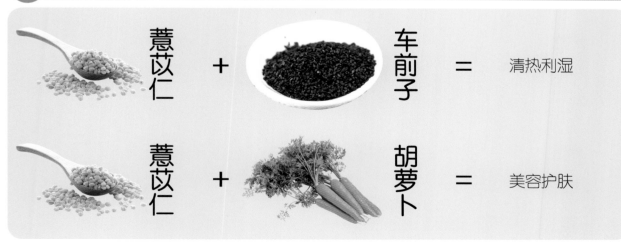

薏苡仁 ＋ 车前子 ＝ 清热利湿

薏苡仁 ＋ 胡萝卜 ＝ 美容护肤

黄豆

宜

抗癌指数：★★★★

养生功效
健脾宽中，润燥消水

性味归经
性平，味甘；归脾、胃、大肠经

抗癌因子
大豆异黄酮、维生素E、皂苷、植物固醇、大豆卵磷脂、蛋白酶

抗癌机制
黄豆中含有的蛋白酶抑制素可以抑制多种癌症，尤其对乳腺癌的抑制效果最为明显。黄豆中的皂苷不仅能清除体内自由基，起到抗氧化的作用，而且可增强人体免疫力，抑制肿瘤细胞的生长。大豆异黄酮是一种植物雌激素，它的结构与女性雌激素相似，可有效调节女性体内雌激素的分泌，预防和减少子宫癌、卵巢癌及乳腺癌的发生。

食用有方

◎ 由于黄豆不易消化吸收，临床中，医生经常鼓励患者多吃豆腐、豆皮等易消化的豆制品。每天早晨用豆浆机现制一杯豆浆喝，长期坚持可降低很多癌症的发病率。

搭配有理

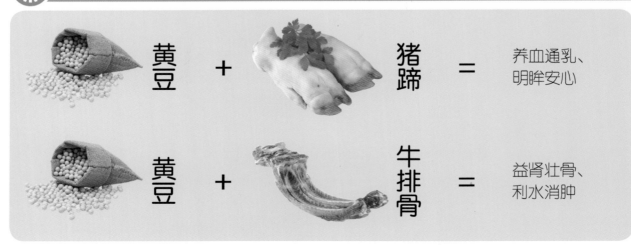

黄豆 ＋ 猪蹄 ＝ 养血通乳、明眸安心

黄豆 ＋ 牛排骨 ＝ 益肾壮骨、利水消肿

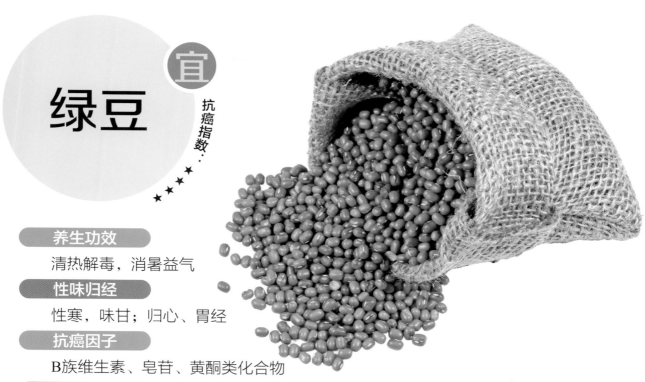

绿豆

宜

抗癌指数 ★★★★

养生功效

清热解毒，消暑益气

性味归经

性寒，味甘；归心、胃经

抗癌因子

B族维生素、皂苷、黄酮类化合物

抗癌机制

　　绿豆具有消炎杀菌、促进白细胞的吞噬功能等功效，并有加强人体对抗自由基、强化抗癌效果的功能。绿豆富含B族维生素，可强化肝脏的排毒功能，降低患肝癌的概率。

食用有方

◎ 煮绿豆汤时，可加入少量燕麦片或糯米来增加稠度和营养。但是不要加碱，因为碱会严重破坏绿豆中富含的B族维生素，降低抗癌效果。

◎ 绿豆清热之力在皮，解毒之功在肉。因此，绿豆不宜煮得过烂，以免使有机酸和维生素遭到破坏，降低解毒抗癌的功效。

搭配有理

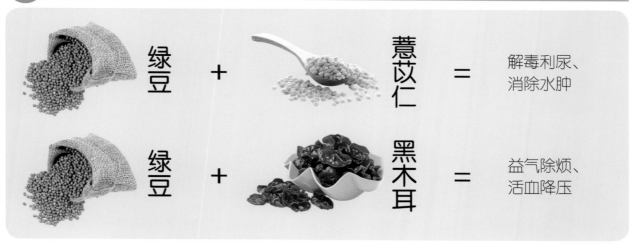

绿豆 ＋ 薏苡仁 ＝ 解毒利尿、消除水肿

绿豆 ＋ 黑木耳 ＝ 益气除烦、活血降压

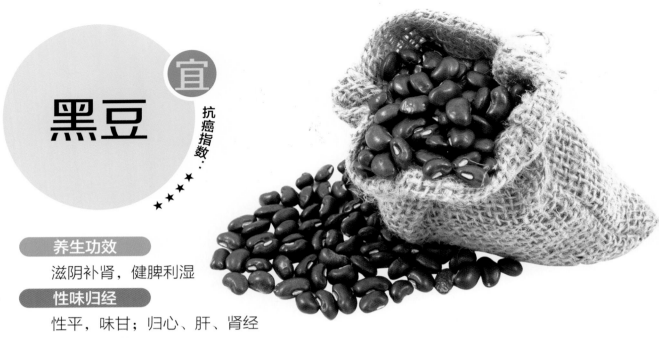

黑豆

养生功效

滋阴补肾，健脾利湿

性味归经

性平，味甘；归心、肝、肾经

抗癌因子

花青素、异黄酮、B族维生素、维生素E、皂苷、卵磷脂

抗癌机制

黑豆富含抗氧化作用的花青素，不仅可清除体内多余的自由基，使血管里的血液顺畅流动，降低恶性肿瘤的发病概率，而且能够减轻化疗药剂对人体造成的伤害。黑豆中的膳食纤维可预防便秘，降低肠道癌的发病率。

食用有方

◎ 可制成醋泡黑豆。黑豆中富含花青素和 β -胡萝卜素，而醋能促进花青素被人体吸收，能够滋补肝肾，缓解慢性疲劳、高血压及高胆固醇，还有助于防癌。

◎ 用黑豆制成的豆豉含有丰富的、有极强抗癌作用的硒。

搭配有理

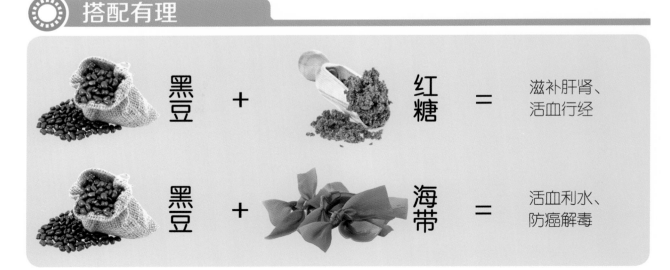

黑豆 + 红糖 = 滋补肝肾、活血行经

黑豆 + 海带 = 活血利水、防癌解毒

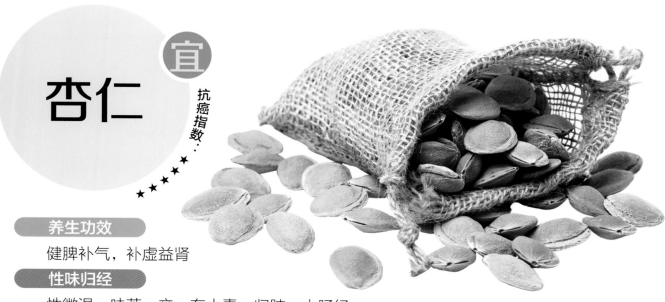

杏仁

宜

抗癌指数：★★★★★

养生功效

健脾补气，补虚益肾

性味归经

性微温，味苦、辛，有小毒；归肺、大肠经

抗癌因子

亚油酸、维生素B_2、维生素E

抗癌机制

杏仁中含有的B族维生素、维生素E，可抑制自由基对人体的损害，预防癌症。杏仁含有的黄酮类化合物、多酚类成分，不但能降低人体胆固醇的含量，还能显著降低细胞癌变的概率。另外，有关研究发现，杏仁的萃取液对宫颈癌细胞株有抑制作用。

食用有方

◎ 苦杏仁经过处理后多用于调味或制成杏仁露；甜杏仁既能直接食用，又可以加入到蛋糕、曲奇或菜肴中。但不管哪种吃法都不能过量，否则易引起中毒。

◎ 将杏仁切碎，搭配含有β-胡萝卜素或维生素C的食材，对预防癌症有一定的效用。

搭配有理

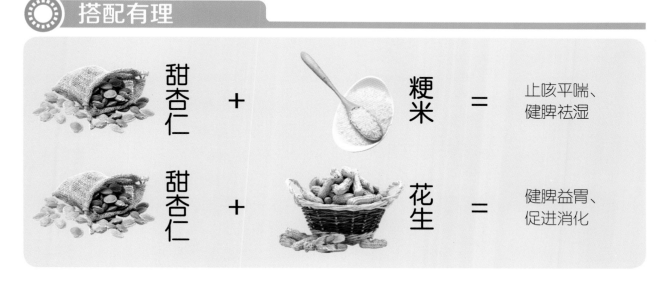

甜杏仁 ＋ 粳米 ＝ 止咳平喘、健脾祛湿

甜杏仁 ＋ 花生 ＝ 健脾益胃、促进消化

忌 方便面

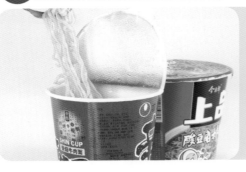

忌食原因：方便面属于油炸食品，是典型的高热量、高脂肪、低维生素食物，营养含量低，常食会导致肥胖、营养不良。另外，方便面含盐量过高，常吃会损害肾脏，容易诱发肾脏癌变。而且方便面含有大量添加剂，会大大增加患癌症、肝脏疾病的风险。

忌 油条

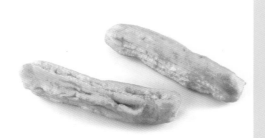

忌食原因：油条是油炸食品，属于高热量、高碳水化合物、低维生素食物，常吃油条会引起胆固醇和血压等的升高，增加肝脏癌变的概率。一般来讲，炸制油条的油都是经过反复加热的，含有大量的致癌物质——亚硝酸盐，经常食用会增加人体患癌的概率。另外，油条中含有的铝元素是多种脑疾病的重要诱因。

忌 油饼

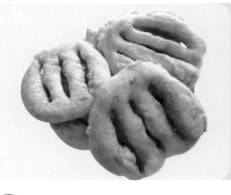

忌食原因：油饼和油条一样，都是经过反复油炸、含有大量亚硝酸盐的食物，常吃油饼，容易致癌。油饼作为高热量、高碳水化合物、低维生素食物，含有较多油脂，常吃会增加肝脏和肠胃负担，容易诱发肝癌、胃癌等。老年人、儿童、孕妇及"三高"人群应禁食油饼，以防对身体造成危害。

忌 月饼

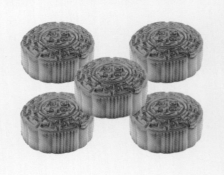

忌食原因：月饼的含油量和含糖量都很高，属于高热量、高糖、高淀粉食品，一块直径6厘米左右的月饼，所含热量超过2碗米饭，脂肪量相当于6杯全脂牛奶。即便是所谓的"无糖月饼"，也是高热量食物，食用后会增加胃肠负担，容易引起慢性病，导致癌变。尤其是"三高"人群，更要远离月饼，以免加重病情。

蔬菜 宜

白萝卜

抗癌指数 ✦✦✦✦✦

养生功效

下气宽中，清热生津

性味归经

性凉，味辛、甘；归脾、胃、肺经

抗癌因子

芥子油、木质素、维生素C、淀粉酶、膳食纤维、莱菔素

抗癌机制

白萝卜中的木质素可改善恶性肿瘤。白萝卜中的芥子油和硫苷化合物，经咀嚼会产生一种可以促进抗癌酶的辛辣成分，具有抗癌作用。

📖 食用有方

◎ 白萝卜生食，口感较脆辣，能有效杀死细菌，是较佳的防癌抗癌吃法。

◎ 将白萝卜榨汁，再和姜汁一起服用，对改善声音沙哑，预防癌症有显著效果。

⚙ 搭配有理

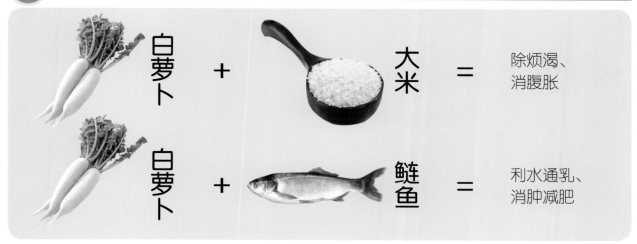

白萝卜 ＋ 大米 ＝ 除烦渴、消腹胀

白萝卜 ＋ 鲢鱼 ＝ 利水通乳、消肿减肥

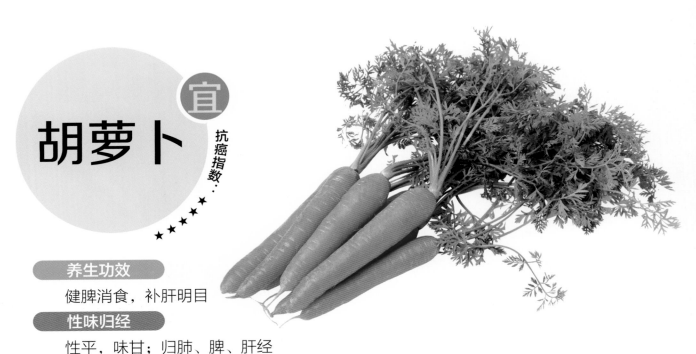

胡萝卜

宜

抗癌指数：★★★★★

养生功效

健脾消食，补肝明目

性味归经

性平，味甘；归肺、脾、肝经

抗癌因子

β-胡萝卜素、木质素、钾

抗癌机制

胡萝卜所含的β-胡萝卜素能抑制自由基的生成，并能很好地减弱氧化物对细胞造成的伤害，从而预防细胞癌变。胡萝卜中含有一种干扰素诱生剂，具有预防乳腺癌、前列腺癌、子宫颈癌、结肠癌和肺癌的功效。

食用有方

◎ 胡萝卜含有的β-胡萝卜素为脂溶性，宜用小火慢炒，如此一来更易为人体吸收利用。

◎ 胡萝卜如果与其他蔬菜混合食用，要先将胡萝卜炒熟，才能有效去除涩味。

搭配有理

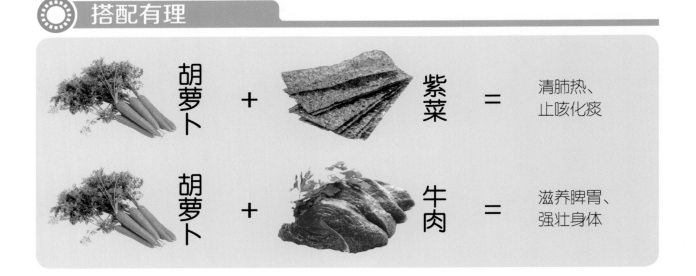

胡萝卜 ＋ 紫菜 ＝ 清肺热、止咳化痰

胡萝卜 ＋ 牛肉 ＝ 滋养脾胃、强壮身体

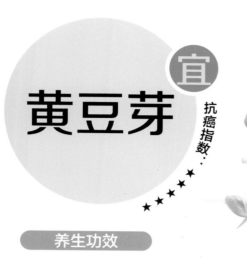

黄豆芽

养生功效

健脾养肝，清热明目

性味归经

性凉，味甘；归脾、大肠经

抗癌因子

维生素C、大豆异黄酮、钾、β-胡萝卜素

抗癌机制

黄豆芽中的大豆异黄酮素可以抑制癌细胞的增长，尤其对于与性激素相关的癌变，有一定的抑制作用。黄豆芽中的葡萄糖异硫氰酸盐，可阻碍早期癌细胞的生长，增强人体对癌细胞的抵抗能力。

📖 食用有方

◎ 黄豆芽烹调时要尽量保持其清淡和爽口的风味特点。下锅后要迅速翻炒，适当加些醋，这样才能保存水分并保证维生素C不受损，炒出来的口感才会好。

◎ 烹调黄豆芽时不宜加碱，也不宜烹调时间过长，否则会破坏其中的维生素C。

☀ 搭配有理

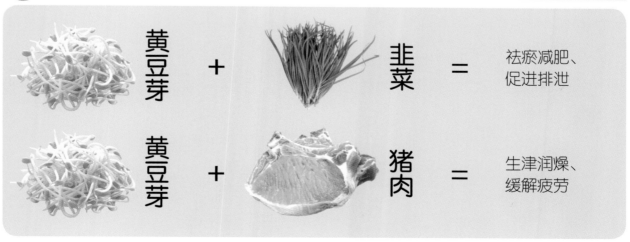

黄豆芽 ＋ 韭菜 ＝ 祛瘀减肥、促进排泄

黄豆芽 ＋ 猪肉 ＝ 生津润燥、缓解疲劳

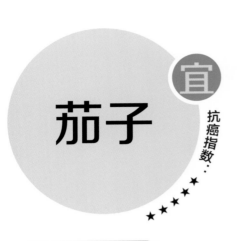

茄子

宜

抗癌指数：★★★★★

养生功效
活血化瘀，清热止血

性味归经
性凉，味甘；归胃、大肠经

抗癌因子
黄酮类化合物、花青素、钾、维生素E、茄碱、膳食纤维

抗癌机制
茄子中含有一种叫茄碱的物质，能抑制消化系统肿瘤的生成，对预防消化系统癌症有一定的效果。茄子中含有的膳食纤维可以帮助肠胃蠕动，清除体内堆积的毒素，预防消化系统疾病，增强人体免疫力的作用。

 食用有方

◎ 茄子中含有的黄酮类化合物在所有蔬菜中最高，而黄酮类化合物有一种有效的抗癌成分，其含量最集中的地方就是表皮与肉质联结处，因此，食用茄子应连皮吃。
◎ 茄子油炸后会流失大量的维生素，所以适宜以清蒸或焯烫的方法烹饪。

搭配有理

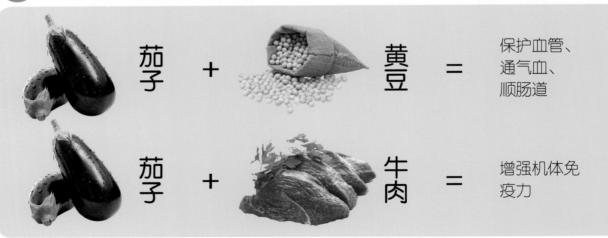

茄子 ＋ 黄豆 ＝ 保护血管、通气血、顺肠道

茄子 ＋ 牛肉 ＝ 增强机体免疫力

西红柿

抗癌指数：

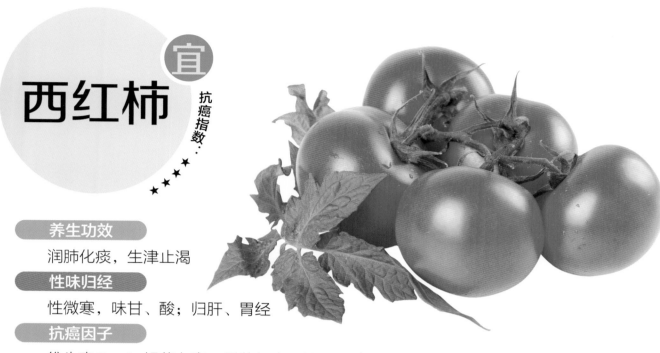

养生功效

润肺化痰，生津止渴

性味归经

性微寒，味甘、酸；归肝、胃经

抗癌因子

维生素C、β-胡萝卜素、番茄红素、钾、果胶

抗癌机制

西红柿中所含的β-胡萝卜素、维生素C，可增强人体免疫力，降低癌症发生的概率。西红柿中含有大量的抗氧化物质，可清除人体内的自由基，保护细胞，防止衰老，经常食用，可降低前列腺癌、乳腺癌等癌症的发病率，还可以预防胃癌、肺癌等。

食用有方

◎ 熟吃和生吃西红柿营养价值都很高，加热虽然会使西红柿中的维生素C减少，但其中所含的番茄红素和其他抗氧化剂的含量却会显著上升。

◎ 不要吃不成熟的西红柿，青色的西红柿含有大量有毒的番茄碱。

搭配有理

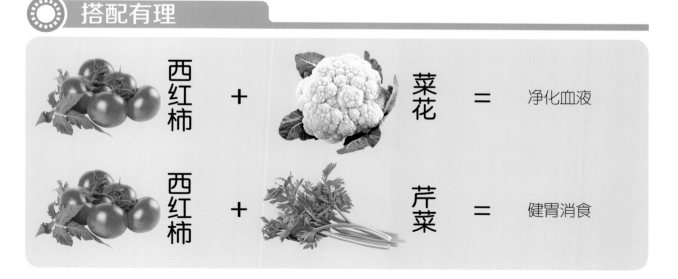

西红柿 + 菜花	=	净化血液
西红柿 + 芹菜	=	健胃消食

南瓜

抗癌指数···

★ ★ ★

养生功效

补中益气，消炎止痛

性味归经

性温，味甘；归脾、胃经

抗癌因子

锌、硒、钴、β-胡萝卜素、果胶

抗癌机制

南瓜中含有丰富的微量元素钴，可抑制恶性肿瘤细胞的生长，并可防治高血压及肝脏、肾脏病变。南瓜中含有丰富的β-胡萝卜素等物质，可增强人体的抗病菌能力，抑制癌细胞生长。另外，南瓜子中含有丰富的锌，常吃可预防前列腺癌。

 食用有方

◎ 取南瓜子适量，将其洗净捣碎，加水煎汤，代茶饮。它不仅具有清热解毒的功效，还有预防前列腺癌的作用。

◎ 南瓜具有排毒的作用，将南瓜去皮、切块，煮汤食用，可清除人体内代谢的废物。

搭配有理

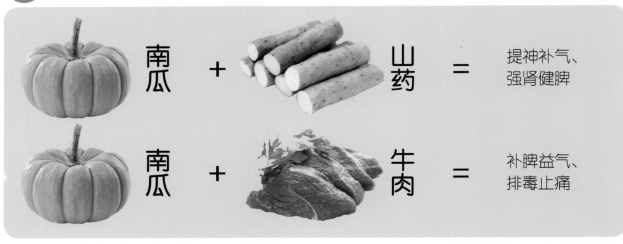

南瓜 + 山药 = 提神补气、强肾健脾

南瓜 + 牛肉 = 补脾益气、排毒止痛

苦瓜

抗癌指数…★★★★

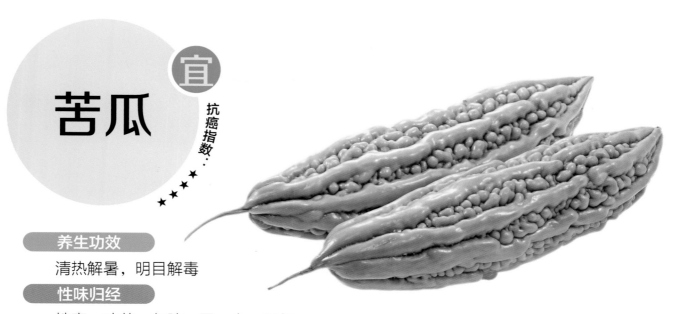

养生功效
清热解暑，明目解毒

性味归经
性寒，味苦；归脾、胃、心、肝经

抗癌因子
苦瓜苷、苦味素、维生素C、β-胡萝卜素、奎宁、黄酮类物质

抗癌机制
从苦瓜子中提炼的胰岛蛋白酶抑制剂可以抑制癌细胞分泌的蛋白酶，具有一定的抗癌作用，可以在一定程度上降低胃癌、大肠癌、子宫癌的发生概率。苦瓜中含有一种叫奎宁的物质，能促进新陈代谢，防止致癌物质堆积，降低癌症的发病率。

食用有方

◎ 将苦瓜加1碗半水煎至1碗左右，掺入适量甘草粉，有提高脾胃机能、降血糖的功效。

◎ 苦瓜还可以与绿茶搭配做茶饮用。将苦瓜上端切开，挖去瓜瓤，装入绿茶后阴干。此茶可以消热祛暑，解渴除烦，提高人体免疫力，对预防癌症也有一定疗效。

搭配有理

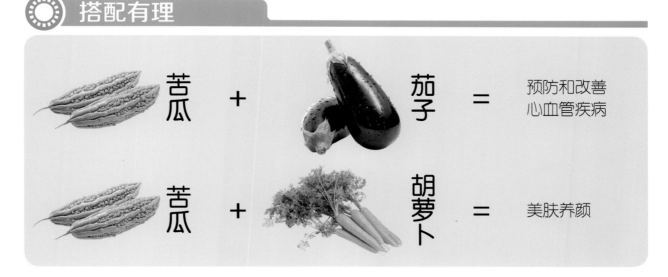

苦瓜 + 茄子 = 预防和改善心血管疾病

苦瓜 + 胡萝卜 = 美肤养颜

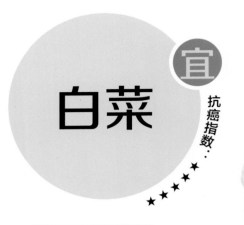

白菜

抗癌指数：★★★★

养生功效

养胃生津，除烦止渴

性味归经

性平，味甘；归胃、大肠经

抗癌因子

维生素C、硒、锌、硅、β-胡萝卜素、膳食纤维、异硫氰酸盐

抗癌机制

白菜中含有的各种维生素、异硫氰酸盐，可有效增强肝脏解毒排毒的功能，减少细胞突变，并促进细胞正常分解，有预防癌症的功效。白菜含硒、锌等多种微量元素，能增强人体免疫力，减少癌变的发生。

📖 食用有方

◎ 白菜里的B族维生素、维生素C等营养成分易溶于水，因此在烹饪白菜之前要先洗后切，减少营养成分流失。另外，烹煮时间也不宜过长。

◎ 白菜与肉类同食，不仅可以荤素搭配，而且还能增加菜肴鲜度。

⚙ 搭配有理

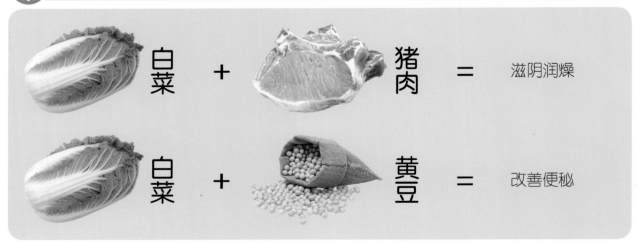

白菜 ＋ 猪肉 ＝ 滋阴润燥

白菜 ＋ 黄豆 ＝ 改善便秘

圆白菜 宜

抗癌指数·····★★★★★

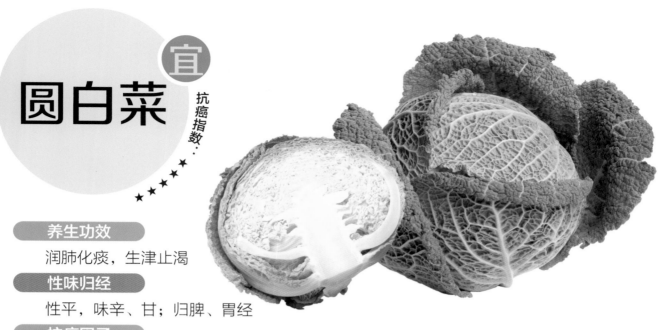

养生功效
润肺化痰，生津止渴

性味归经
性平，味辛、甘；归脾、胃经

抗癌因子
维生素C、叶酸、钙、钾、β-胡萝卜素、异硫氰酸盐、花青素

抗癌机制
圆白菜中所含的异硫氰酸盐，可有效抑制黄曲霉素的致癌作用。圆白菜叶片中含有β-胡萝卜素、花青素和维生素C，这些营养素具有很强的抗氧化作用，可以增强人体免疫力，降低癌症的发病率。

食用有方

◎ 圆白菜烹调过久会破坏维生素，可榨汁饮用，不仅防癌，还可保护肠胃。

◎ 圆白菜最简单的防癌做法，就是直接凉拌生食。将圆白菜用清水浸泡洗净，切碎，加入少许盐以去除多余水分，加糖、醋和蒜末调味即可食用。

搭配有理

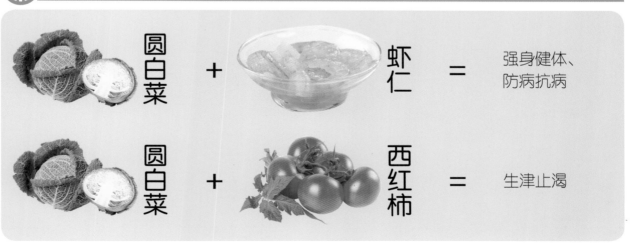

圆白菜 + 虾仁 = 强身健体、防病抗病

圆白菜 + 西红柿 = 生津止渴

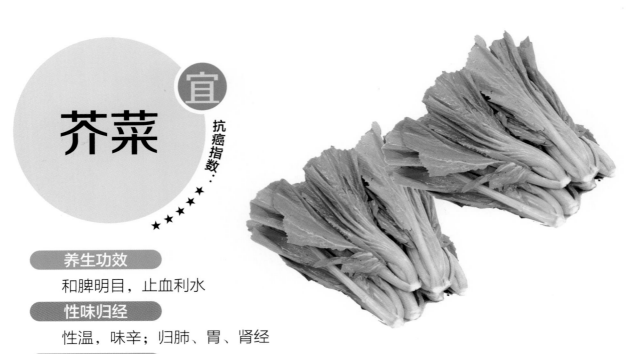

芥菜

宜

抗癌指数：★★★★★

养生功效

和脾明目，止血利水

性味归经

性温，味辛；归肺、胃、肾经

抗癌因子

β-胡萝卜素、芥子油、膳食纤维、异硫氰酸盐、吲哚素

抗癌机制

芥菜含有活性抑菌成分，能提高巨噬细胞吞噬细菌的活力，对抑制癌症有一定的作用。芥菜中含有吲哚素及异硫氰酸盐，有助于性激素正常代谢，对预防乳腺癌、前列腺癌等有一定的作用。另外，芥菜中还含有多种能够修复细胞的营养元素，可避免细胞癌化。

📖 食用有方

◎ 芥菜多用于炒食，也可以用来煮汤，还可以做饺子、馄饨等面食的馅料，风味独特，尤其适合与多油的肉类一起烹调，如排骨和鸡肉。

◎ 芥菜有一种特殊的香气，这种香气可以增加食欲，促进人体的新陈代谢。

⚙ 搭配有理

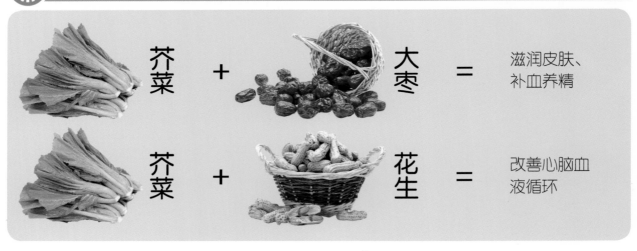

芥菜 ＋ 大枣 ＝ 滋润皮肤、补血养精

芥菜 ＋ 花生 ＝ 改善心脑血液循环

菠菜

宜

抗癌指数：★★★★★

养生功效
滋阴平肝，消渴润肠

性味归经
性凉，味甘、辛；归胃、大肠经

抗癌因子
维生素C、维生素E、β-胡萝卜素、叶酸、膳食纤维

抗癌机制
　　菠菜中的叶酸含量非常高，能够修复抑癌因子，阻止肿瘤的蔓延，有效提高人体的修复能力。菠菜中含有大量的β-胡萝卜素，能加快新陈代谢的速度，增强免疫细胞的活性，从而有效抑制癌细胞生长。

食用有方

◎ 菠菜中含有的草酸易与肠胃中的钙结合形成草酸钙，影响人体对钙的吸收，因此，在烹调前宜先将菠菜用开水氽烫一下，这样可去除其中大部分的草酸。

◎ 菠菜的根具有通血脉、开胸膈、下气调中、止渴润燥的作用，所以不宜弃根不用。

搭配有理

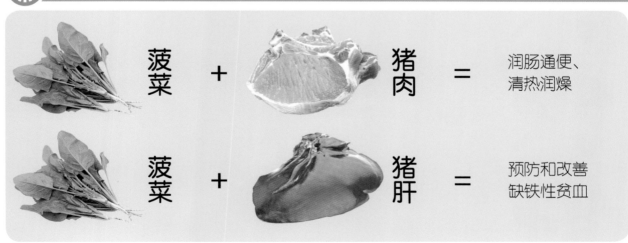

菠菜 ＋ 猪肉 ＝ 润肠通便、清热润燥

菠菜 ＋ 猪肝 ＝ 预防和改善缺铁性贫血

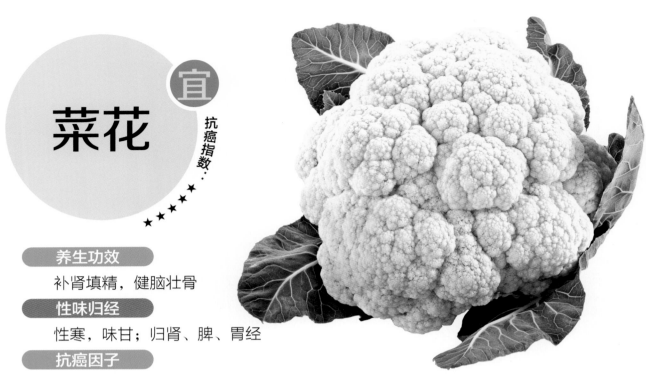

菜花

宜

抗癌指数：★★★★★

养生功效
补肾填精，健脑壮骨

性味归经
性寒，味甘；归肾、脾、胃经

抗癌因子
维生素C、吲哚素、异硫氰酸盐、谷胱甘肽、黄酮类化合物、硫苷、槲皮素

抗癌机制
菜花含硫苷，这种物质有助于人体不断产生具有抗癌作用的酶，经常食用能降低患癌症的概率。菜花富含槲皮素、谷胱甘肽、异硫氰酸盐等抗氧化物质，能很有效地抗菌、抗病毒、抗发炎，提高机体免疫力，抵抗癌细胞的侵袭。

📖 食用有方

◎ 医学研究发现，菜花如果用水煮的时间太久就会造成营养素流失，因此若想保留菜花中的营养，一定要缩短加热的时间。这样能保存较多维生素C及其他营养素，从而使抗癌效果更佳。

⚙ 搭配有理

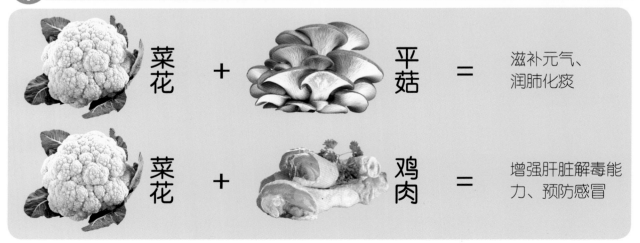

菜花 ＋ 平菇 ＝ 滋补元气、润肺化痰

菜花 ＋ 鸡肉 ＝ 增强肝脏解毒能力、预防感冒

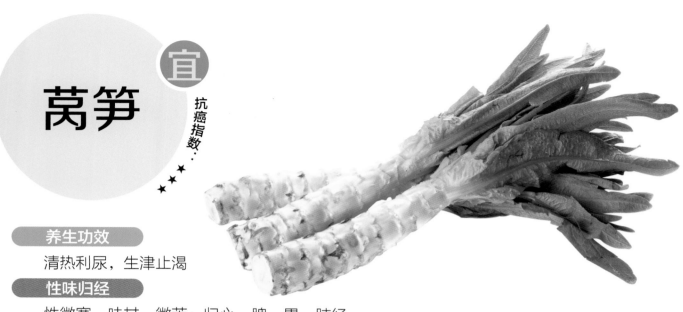

莴笋

养生功效

清热利尿，生津止渴

性味归经

性微寒，味甘、微苦；归心、脾、胃、肺经

抗癌因子

锌、硒、钴、β-胡萝卜素、果胶

抗癌机制

莴笋有通乳的作用，能促进乳汁分泌，防止乳腺导管阻塞，有效预防乳腺癌。莴笋中含有一种芳香烃羟化脂，能够有效分解食物中的致癌物质亚硝胺，防止癌细胞的形成，对于肝癌、胃癌等有一定的预防作用，也可缓解癌症患者放疗或化疗阶段的不适症状。

食用有方

◎ 鲜嫩的莴笋叶可以蒸着吃，经常吃莴笋叶，能增强血管张力，改善心肌收缩力等。

◎ 为了使莴笋的营养成分少流失，吃莴笋时，最好洗净生拌吃，即使煮食或炒食，也宜少煮、快炒。

搭配有理

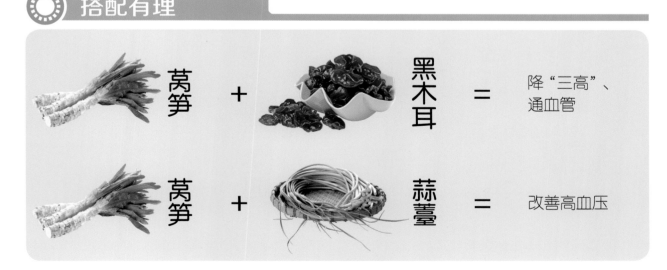

莴笋 ＋ 黑木耳 ＝ 降"三高"、通血管

莴笋 ＋ 蒜薹 ＝ 改善高血压

23

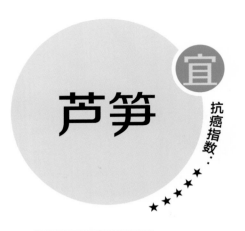

芦笋

宜

抗癌指数： ★★★★★

养生功效

养心安神，降压除烦

性味归经

性寒，味苦、甘；归肺、胃经

抗癌因子

β-胡萝卜素、硒、钾、膳食纤维、叶酸、天门冬氨酸、木寡糖、植物类固醇化合物

抗癌机制

芦笋所含的硒，有防止癌细胞扩散的功效。芦笋富含容易被人体吸收的天门冬氨酸，可减轻患者化疗后引起的食欲不振、恶心呕吐、口干舌燥等不适症状。另外，芦笋的木寡糖和水溶性纤维相结合，能促进益生菌增殖、促进排泄，减少致癌物质对人体的伤害。

食用有方

◎ 芦笋的烹调时间不宜过长，否则会造成维生素C的大量流失。而且烹调时最好用橄榄油，这样有助于加强人体对β-胡萝卜素的吸收，提升防癌功效。

搭配有理

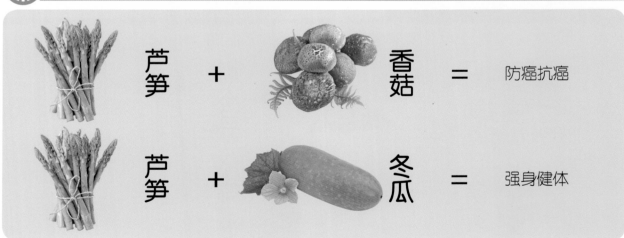

芦笋 + 香菇 = 防癌抗癌

芦笋 + 冬瓜 = 强身健体

洋葱

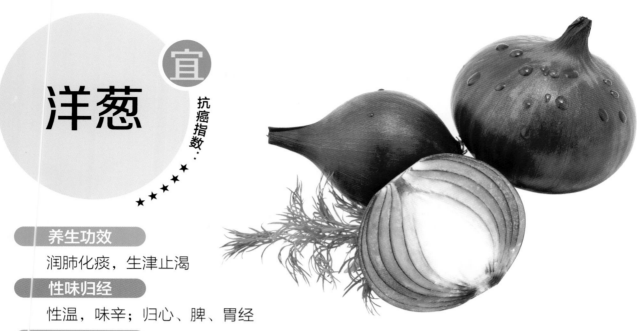

宜

抗癌指数···⭐⭐⭐⭐⭐

养生功效

润肺化痰，生津止渴

性味归经

性温，味辛；归心、脾、胃经

抗癌因子

硒、钙、槲皮素、维生素C、花青素、前列腺素、栎皮黄素

抗癌机制

洋葱中含有一种叫"栎皮黄素"的物质，这是目前所知的最有效的天然抗癌物质之一，它能阻止人体内的生物化学机制出现变异，控制癌细胞的生长，从而具有防癌抗癌作用。洋葱中含有的槲皮素是天然抗癌物质，能降低胃中亚硝酸盐的含量，预防致癌物质的产生。因此常吃洋葱的人患胃癌的概率较低。

食用有方

◎ 洋葱宜凉拌吃或者快炒，因为洋葱里的有效抗癌成分容易在高温下失去活性，失去抗癌效果。

搭配有理

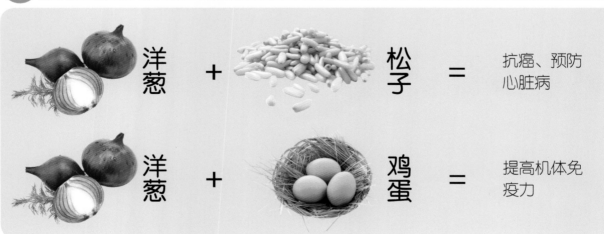

洋葱 + 松子	=	抗癌、预防心脏病
洋葱 + 鸡蛋	=	提高机体免疫力

大蒜

抗癌指数：★★★★

养生功效
温中行滞，解毒杀虫

性味归经
性热，味辛；归胃、脾、肺经

抗癌因子
大蒜素、类黄酮素、硒、钾、维生素C、脂溶性挥发油

抗癌机制
　　大蒜中的有机硫化物——大蒜素，类黄酮素——槲皮素、芹菜素等都是"防癌高手"，造就了大蒜良好的防癌性能。另外，大蒜中的脂溶性挥发油等成分，能够有效地抑制癌细胞的生长，而且还能抑制胃内硝酸盐还原菌的生长，从而降低患胃病的概率。

食用有方

◎ 大蒜素遇热时会很快失去作用，所以食用时最好捣碎成泥，而不宜用刀切成蒜末。而且要先放置10～15分钟，让蒜氨酸和蒜酶在空气中结合产生大蒜素后再食用。

◎ 紫皮大蒜的防癌功效优于白皮大蒜，而大蒜鲜品又优于干品。

搭配有理

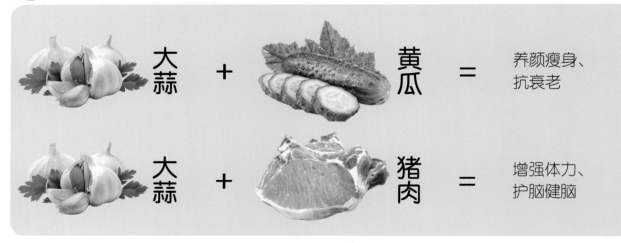

大蒜 ＋ 黄瓜 ＝ 养颜瘦身、抗衰老

大蒜 ＋ 猪肉 ＝ 增强体力、护脑健脑

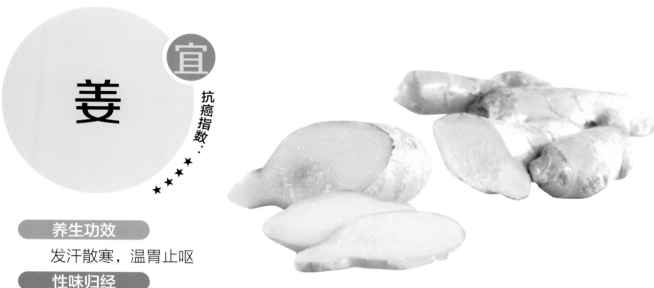

姜

抗癌指数：★★★★

养生功效
发汗散寒，温胃止呕

性味归经
性温，味辛；归胃、脾、肺经

抗癌因子
姜辣素、姜酮、姜烯

抗癌机制

姜所含的姜辣素能有效对付氧自由基，是延缓衰老、抗癌防癌、抑制发炎的良药。姜辣素还能刺激舌头上的味觉神经，并刺激胃黏膜上的感受器，从而通过神经反射促使胃肠道充血，增强胃肠蠕动，促进消化液的分泌，使消化功能增强，让肠胃更健康，从而可以达到提高免疫力和防癌的功效。

食用有方

◎ 吃姜过多容易造成肝火旺，故可将姜搭配山楂、菊花等疏肝理气的食物，用于泡茶饮用，可有效避免上火。

搭配有理

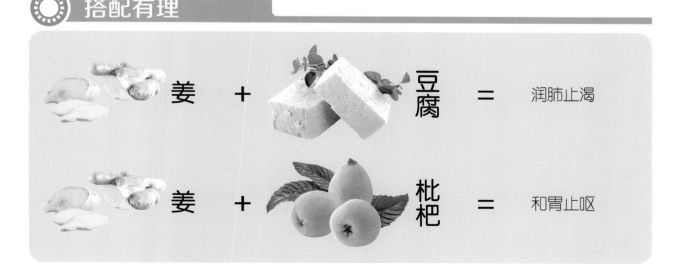

姜 ＋ 豆腐 ＝ 润肺止渴

姜 ＋ 枇杷 ＝ 和胃止呕

甘薯

宜

抗癌指数：★★★★★

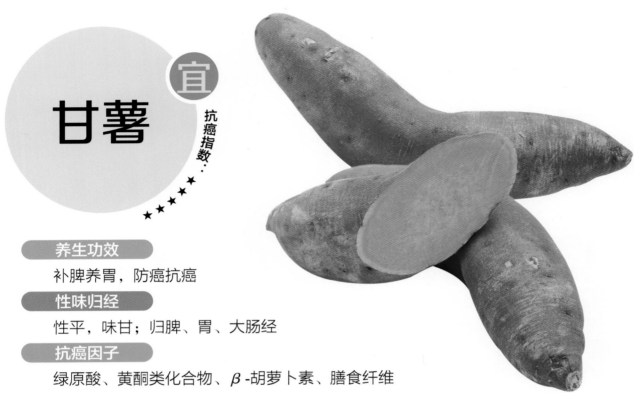

养生功效
补脾养胃，防癌抗癌

性味归经
性平，味甘；归脾、胃、大肠经

抗癌因子
绿原酸、黄酮类化合物、β-胡萝卜素、膳食纤维

抗癌机制
甘薯是常见的大众食物，其外皮所含的绿原酸能抑制致癌物的产生，是防癌的"大功臣"。另外，甘薯中含有的黄酮类化合物，是预防结肠癌、乳腺癌的能手，经常食用甘薯能控制癌细胞增殖，让人体远离癌症的威胁。

食用有方

◎ 食用甘薯最好不要去皮，可以刷洗干净，连皮一起烹调，这样可保留60%左右的维生素C和维生素E，增强防癌效果。

◎ 蒸煮甘薯是比较简单的防癌抗癌吃法，而且最好用慢火烹调使其完全熟透。

搭配有理

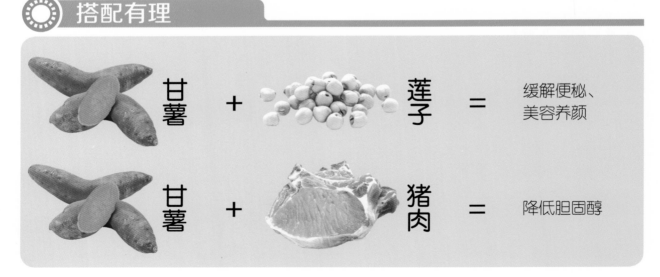

甘薯 ＋ 莲子 ＝ 缓解便秘、美容养颜

甘薯 ＋ 猪肉 ＝ 降低胆固醇

山药

宜

抗癌指数：★★★★

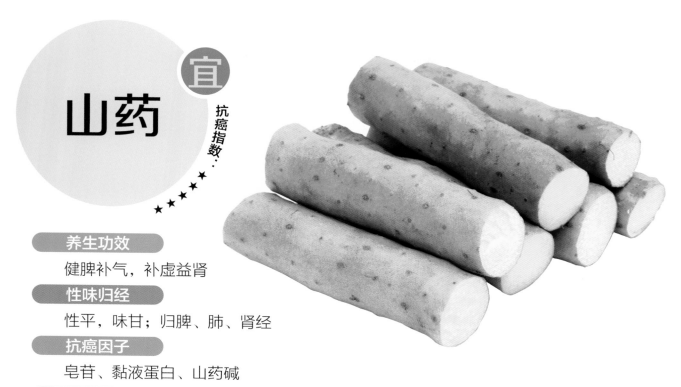

养生功效

健脾补气，补虚益肾

性味归经

性平，味甘；归脾、肺、肾经

抗癌因子

皂苷、黏液蛋白、山药碱

抗癌机制

山药中含有的黏液蛋白可以有效增加巨噬细胞的活力，能使淋巴细胞产生抗体，抑制癌细胞的生长，从而提高人体抗病能力。另外，山药所含有的活性成分可以产生一些干扰素，能有效增加人体免疫细胞的数量和活力，进而抑制细胞癌变。

食用有方

◎ 山药内含有的淀粉酶和多酚氧化酶能提高人体免疫力，但是遇热很容易分解，因此要想让其有效预防癌症最好生吃。可以先把山药削皮后切片或切丝，再用热水冲洗一下，蘸食酱油或其他调料食用。

搭配有理

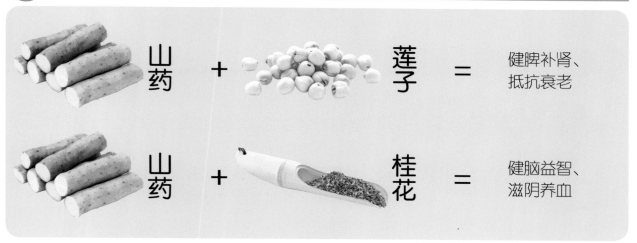

山药 ＋ 莲子 ＝ 健脾补肾、抵抗衰老

山药 ＋ 桂花 ＝ 健脑益智、滋阴养血

牛蒡

宜

抗癌指数：★★★★★

养生功效

疏散风热，散结解毒

性味归经

性凉，味苦；归心、肺经

抗癌因子

B族维生素、硒、木质素、褐藻酸、绿原酸、咖啡酸、胡萝卜素

抗癌机制

牛蒡所含的木质素及褐藻酸具有明显的抗癌作用，还可提高体内细胞的活力，增强免疫力，抑制癌细胞增殖。牛蒡的多酚类成分以绿原酸与咖啡酸为主，其抗自由基功效比维生素E要高出数十倍，可有效降低肿瘤、老化等及与自由基相关的疾病的发生概率。

忌 蕨菜

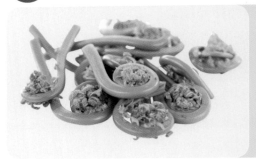

忌食原因：蕨菜的根茎和叶子中含有大量的苯草酸、蕨内酰胺、黄碱醇类化合物、橡黄素以及与橡黄素类似的一些物质。这些物质有一定的致癌性，常食蕨菜的人，很容易患食管癌。另外，常食蕨菜不仅能增加患癌的危险性，而且还会加速已发生的肿瘤的生长。

忌 咸菜

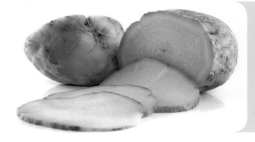

忌食原因：咸菜中含有大量的亚硝酸盐，亚硝酸盐是日常生活中最常见的致癌物质，长期食用会增加患癌概率。另外，咸菜中含大量盐分，食用过多不仅会增加肠胃负担，而且对肾脏会有所损害，常食对健康极为不利。

水果 宜

苹果

抗癌指数···★★★★★

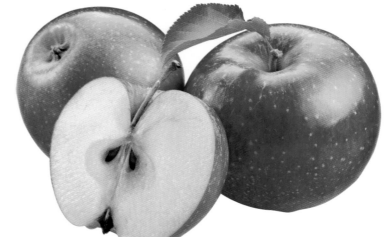

养生功效
生津止渴，润肺除烦

性味归经
性凉，味甘、酸；归脾、肺经

抗癌因子
果胶、黄酮类、多酚类、花青素、多种矿物质

抗癌机制
苹果中含有丰富的果胶，它能够促进肠胃蠕动，加速新陈代谢，减少有害物质在大肠上的附着，有效降低患肠癌的概率。苹果所含的多酚类物质，能抑制人体的癌细胞增殖。

📖 食用有方

◎ 苹果皮中含有防癌成分，只有连皮食用，才能达到防癌抗癌的最佳效果。

◎ 苹果适合与胡萝卜搭配食用，因为苹果中的多酚类物质和胡萝卜中的胡萝卜素一起作用，可以抑制细胞氧化，预防癌症。

⊙ 搭配有理

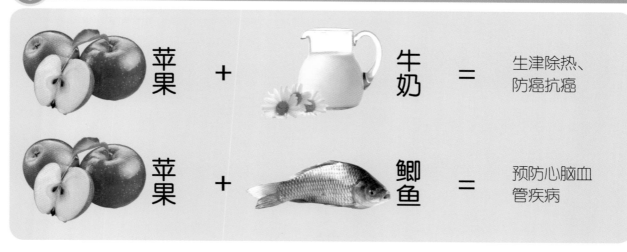

| 苹果 | + | 牛奶 | = | 生津除热、防癌抗癌 |
| 苹果 | + | 鲫鱼 | = | 预防心脑血管疾病 |

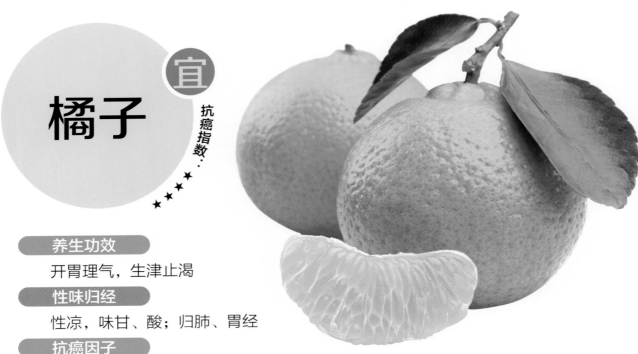

橘子

宜

抗癌指数：★★★★

养生功效

开胃理气，生津止渴

性味归经

性凉，味甘、酸；归肺、胃经

抗癌因子

β-胡萝卜素、果胶、有机酸、黄酮类化合物、水溶性纤维素、维生素C

抗癌机制

橘子中含有丰富的果胶及水溶性纤维素，能促进肠胃蠕动，有助于清除体内致癌物与废物的沉积，预防癌症产生。橘子皮中含有黄酮类化合物，具有抗氧化效果，可增强免疫力，对防癌有帮助。

食用有方

◎ 橘络中含有丰富的维生素P，可预防感冒、增强人体免疫力，因此不要弃橘络不吃。

◎ 橘皮以及橘汁都有防癌的功效，在吃橘子时可以将带皮的橘子榨成果汁，或是在菜肴中加入橘皮调味，既能使菜肴美味，又能起到防癌的作用。

搭配有理

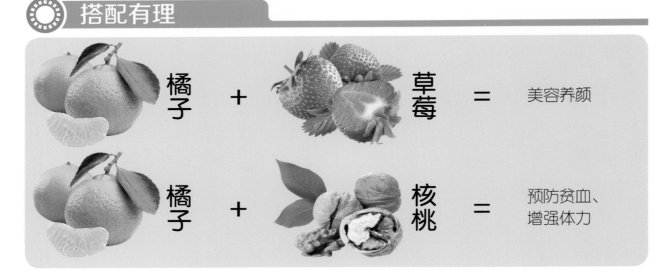

橘子 ＋ 草莓 ＝ 美容养颜

橘子 ＋ 核桃 ＝ 预防贫血、增强体力

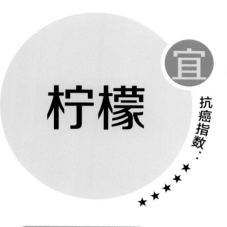

柠檬

宜

抗癌指数：★★★★★

养生功效

化痰止咳，生津健胃

性味归经

性凉，味甘、酸；归肺、胃经

抗癌因子

维生素C、有机酸、黄酮类化合物、橙皮苷

抗癌机制

柠檬能净化血液，改善血质，提高消化能力，促进新陈代谢，分解多余脂肪，有效增强机体体质，从而达到防癌抗癌的效果。常吃烧烤类食物，易增加人体患癌概率，但若配上柠檬汁，则可消除大部分过氧化物，从而降低患胃癌、食管癌等癌症的概率。

📖 食用有方

◎ 酸性极强的柠檬汁可有效杀死海贝壳内的细菌，因此我们在食用贝类食物时可加适量柠檬汁，既能杀菌，又能增加防癌功效。

◎ 柠檬原汁极酸，疲惫之后喝一杯柠檬水，清新酸爽的味道让人精神振奋。

🔘 搭配有理

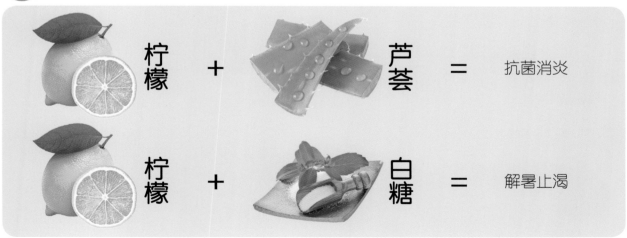

柠檬 ＋ 芦荟 ＝ 抗菌消炎

柠檬 ＋ 白糖 ＝ 解暑止渴

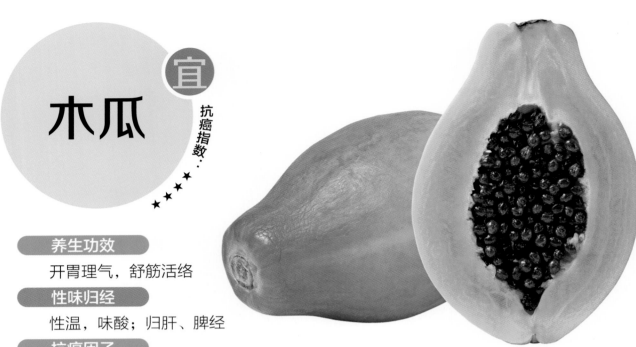

木瓜

宜

抗癌指数：★★★★

养生功效

开胃理气，舒筋活络

性味归经

性温，味酸；归肝、脾经

抗癌因子

木瓜蛋白酶、β-胡萝卜素、木瓜碱、维生素C、膳食纤维、酒石酸

抗癌机制

木瓜中含有的木瓜碱和木瓜叶提取物有抗肿瘤的作用。木瓜中含有膳食纤维和酒石酸，能够有效阻止致癌物质亚硝胺的合成，抑制癌细胞的增生。木瓜中含有的酚类化合物，在抑制肝癌细胞生长方面具有很好的效果。

食用有方

◎ 成熟的木瓜果肉中含有丰富的木瓜碱和木瓜蛋白酶，不仅具有防癌的功效，还能改善消化不良等症状。

◎ 在炖肉的时候放入几片木瓜，不仅能让肉味更加鲜美，还能增加防癌抗癌的功效。

搭配有理

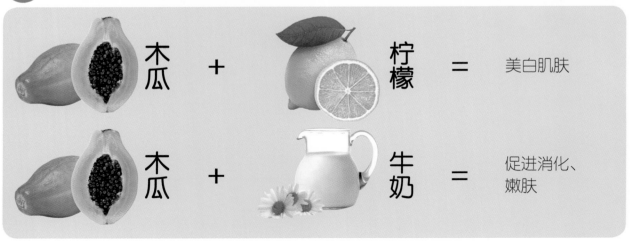

木瓜 ＋ 柠檬 ＝ 美白肌肤

木瓜 ＋ 牛奶 ＝ 促进消化、嫩肤

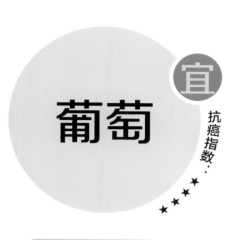

葡萄

宜

抗癌指数 ★★★★

养生功效

益气补血，养心安神

性味归经

性平，味甘、微酸；归脾、肺、肾经

抗癌因子

原花青素、酒石酸、白藜芦醇、黄酮类化合物

抗癌机制

葡萄籽与葡萄皮里含有的原花青素，是一种很强的抗氧化剂，可保护机体免受自由基的损害，有助于预防癌症及心血管疾病等。葡萄皮或葡萄酒中所含的多酚类化合物白藜芦醇是抗癌的重要潜力植化素之一，它能抑制异常细胞形成，阻碍癌细胞生长，防止细胞发化和癌变。

食用有方

◎ 葡萄吃法多样，但其中以直接食用鲜葡萄防癌效果最佳。

◎ 葡萄皮和葡萄籽中含有丰富的营养和抗氧化成分，可用果汁机制成果汁饮用。

搭配有理

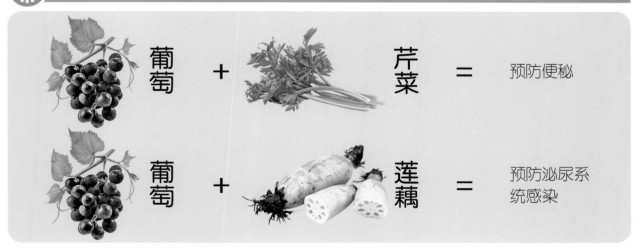

葡萄 ＋ 芹菜 ＝ 预防便秘

葡萄 ＋ 莲藕 ＝ 预防泌尿系统感染

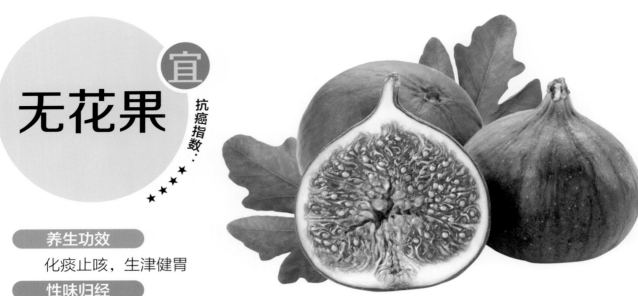

无花果

宜

抗癌指数 ★★★★★

养生功效

化痰止咳，生津健胃

性味归经

性平、偏寒，味甘；归肺、脾、大肠经

抗癌因子

补骨脂素、佛手苷内酯、苯甲醛、果胶、膳食纤维、硒

抗癌机制

　　未成熟的无花果中的补骨脂素、佛手苷内酯等物质具有预防癌症的作用，尤其对抑制胃癌有很大的效果。成熟的无花果果实中含有的苯甲醛，可以延缓癌细胞、肿瘤的发展，促使其退化。适量食用无花果还可预防前列腺癌。

食用有方

◎ 无花果可以制成果酱、果汁、果干等食用，不仅味道好，而且有助于防癌。
◎ 将新鲜的无花果洗净后，放入果汁机中打汁饮用，具有相当高的药用价值。无花果汁含有蛋白酶，能分解蛋白质，助消化。

搭配有理

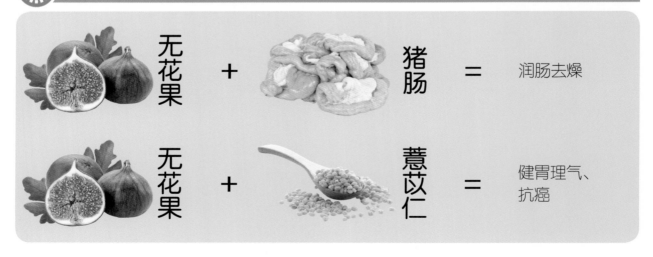

无花果 ＋ 猪肠 ＝ 润肠去燥

无花果 ＋ 薏苡仁 ＝ 健胃理气、抗癌

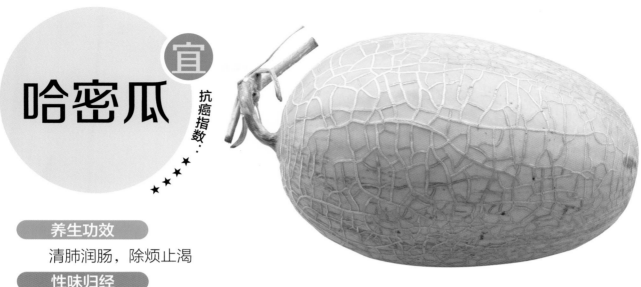

哈密瓜 宜

抗癌指数 ★★★★

养生功效

清肺润肠，除烦止渴

性味归经

性寒，味甘；归心、胃经

抗癌因子

黄酮类化合物、β-胡萝卜素、维生素C、维生素E、果胶

抗癌机制

哈密瓜营养丰富且全面，可提升人体免疫系统功能，所以被列为抗癌蔬果之一。哈密瓜中含有一种丰富的抗氧化剂——黄酮类化合物，它能够有效保护我们的身体，预防多种癌症的发生。哈密瓜中所含有的β-胡萝卜素、维生素C和维生素E等都具有抗氧化性，可抑制癌细胞生长，因此适当吃一些哈密瓜，能达到有效防癌的效果。

食用有方

◎ 哈密瓜可以鲜吃和榨汁喝，还可制成果酱、瓜干、瓜脯等，但最好直接食用，因为防癌功效较佳。

搭配有理

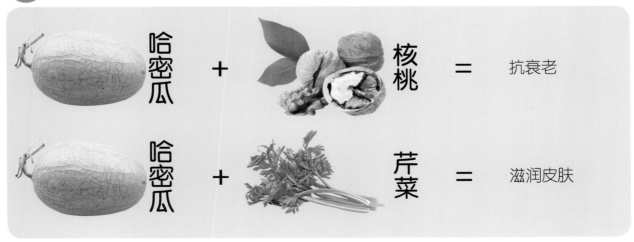

哈密瓜 ＋ 核桃 ＝ 抗衰老

哈密瓜 ＋ 芹菜 ＝ 滋润皮肤

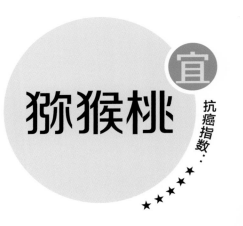

猕猴桃

宜

抗癌指数：★★★★★

养生功效
生津润燥，清热止渴

性味归经
性寒，味甘、酸；归肾、胃、膀胱经

抗癌因子
膳食纤维、果胶、单宁酸、维生素C

抗癌机制
猕猴桃富含维生素C，作为一种抗氧化剂，维生素C能有效阻止致癌物质亚硝酸胺在体内的形成，从而有效减少胃癌、食管癌、大肠癌及肝癌的发生。猕猴桃中所含的单宁酸，能保护正常细胞表皮，强化人体细胞的抗癌能力，阻断病毒等有害物质的侵入。

食用有方

◎ 将猕猴桃切片加入蔬菜沙拉，或者切粒放入酸奶中，不仅味道佳，而且是很好的防癌吃法。

◎ 猕猴桃的维生素C含量高，口味较酸，患有十二指肠及胃溃疡的患者不宜空腹吃。

搭配有理

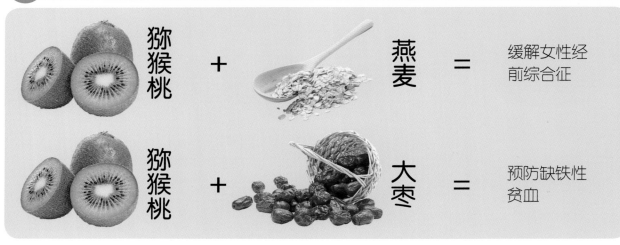

猕猴桃	+ 燕麦	=	缓解女性经前综合征
猕猴桃	+ 大枣	=	预防缺铁性贫血

草莓

宜

抗癌指数…… ★★★★★

养生功效

消暑解热，生津止渴

性味归经

性凉，味甘、酸；归脾、胃、肺经

抗癌因子

维生素C、鞣花酸、果胶、膳食纤维、β-胡萝卜素

抗癌机制

草莓中含有鞣花酸，不仅可以抑制食管癌、肝癌、皮肤癌，还可以抑制由吸烟等诱发的肺癌。草莓中的维生素C能够阻止亚硝胺的生成，并能消除体内的自由基，增强人体免疫力，有效防止癌症的发生。草莓中含有丰富的β-胡萝卜素，可维持正常上皮组织的分化，防止细胞癌变，还可抑制癌细胞的增生，降低癌症复发的概率。

📖 食用有方

◎ 草莓中含有丰富的维生素C，可以加强防癌的功效，将草莓做成沙拉食用也是一种不错的选择。

⊙ 搭配有理

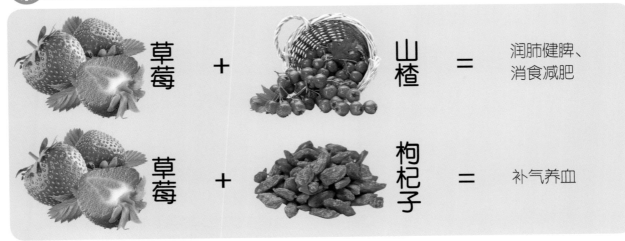

草莓 ＋ 山楂 ＝ 润肺健脾、消食减肥

草莓 ＋ 枸杞子 ＝ 补气养血

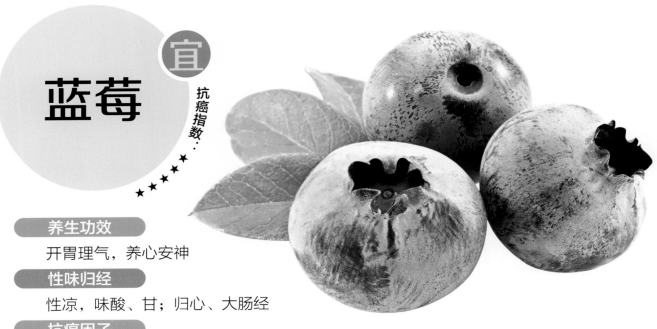

蓝莓

宜

抗癌指数：★★★★★

养生功效

开胃理气，养心安神

性味归经

性凉，味酸、甘；归心、大肠经

抗癌因子

花青素、多酚类、果胶、硒、黄酮类化合物、紫檀芪

抗癌机制

蓝莓中含有的紫檀芪成分，能够预防结肠肿瘤发生，抑制结肠癌细胞的增生。蓝莓中的花青素、硒都是抗氧化物质，有助于防癌。蓝莓中除了维生素含量丰富外，还含有黄酮类化合物，可有效地抑制自由基对人体的损害，从而降低心脏病、癌症和其他多种疾病的发生概率。

忌 水果罐头

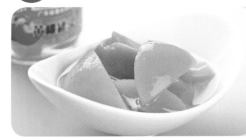

忌食原因：水果罐头经过深加工后，不仅含有防腐剂、提味剂、色素等大量的食品添加剂，而且含有大量的糖分。长期食用水果罐头，不仅易诱发高脂血症、高血压等慢性病，而且会增加肠胃负担，增加罹患胃癌的风险。

忌 果脯

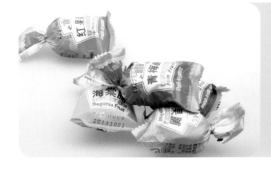

忌食原因：果脯，又称蜜饯，是新鲜水果经过深加工后制成的食品。在深加工的过程中，不仅损失掉了维生素，而且加入了大量的糖分和食品添加剂。长期食用果脯，会诱发糖尿病及心血管疾病等慢性疾病，其糖分和添加剂还会增加肠胃和肝脏负担，易增加这些脏器发生癌变的概率。

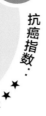

菌藻及海产 宜

香菇

抗癌指数：★★★★★

养生功效
补肝益肾，健脾养血

性味归经
性平，味甘；归肝、肾、胃经

抗癌因子
香菇多糖、膳食纤维、硒、β-葡萄糖苷酶、B族维生素

抗癌机制
香菇中含有一种特殊的调节免疫功能的蛋白质，能抑制癌细胞的增殖，增强淋巴细胞活性，强化人体免疫防御机制，减少体内自由基的产生，预防细胞癌变。香菇中所含的 β-葡萄糖苷酶是一种干扰素的诱导剂，能诱导体内干扰素的产生，增强人体对癌症的抵抗力，从而起到预防癌症的作用。

食用有方

◎ 香菇用来煮汤时，因其所含的烟酸等B族维生素属于水溶性维生素，所以食用时最好连香菇带汤一起食用，这样才能摄取完整的营养成分。

搭配有理

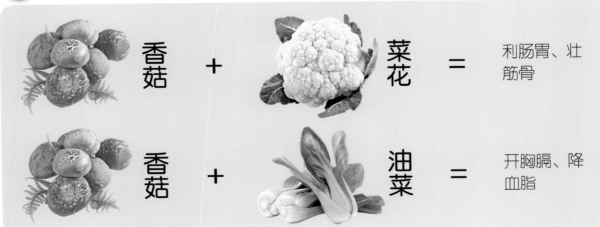

香菇 ＋ 菜花 ＝ 利肠胃、壮筋骨

香菇 ＋ 油菜 ＝ 开胸膈、降血脂

金针菇

宜

抗癌指数：★★★★★

养生功效

补虚益气，防癌抗癌

性味归经

性凉，味甘；归脾、胃经

抗癌因子

赖氨酸、朴菇素、B族维生素、维生素E、钾、锌、膳食纤维

抗癌机制

金针菇中含有丰富的锌，锌能参与人体内核酸、蛋白质的合成，是肾上腺皮质激素的固有成分，为人体生长发育的重要物质，常吃可预防前列腺肿瘤。金针菇有抗菌消炎的功效，能减轻重金属和毒素对人体健康的危害，从而达到预防癌症的效果。

食用有方

◎ 金针菇中含有有毒物质秋水仙碱，一定要煮熟，使秋水仙碱遇热分解后再吃。

◎ 金针菇搭配豆制品一起食用，不仅能加速营养的吸收，而且具有防癌抗癌的功效。

搭配有理

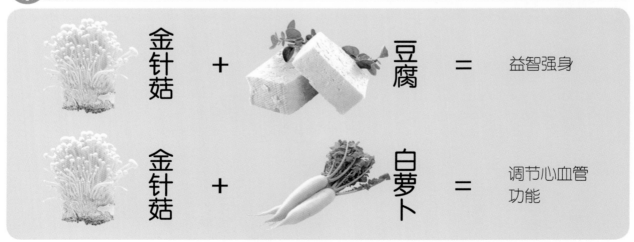

金针菇　＋　豆腐　＝　益智强身

金针菇　＋　白萝卜　＝　调节心血管功能

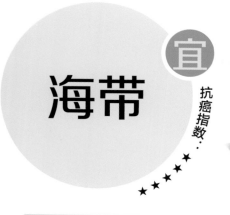

海带

宜

抗癌指数：★★★★★

养生功效
消痰软坚，泄热利水

性味归经
性寒，味咸；归肝、胃、肾经

抗癌因子
褐藻胶、褐藻多糖、海藻聚糖、硒、钙、β-胡萝卜素、纤维素

抗癌机制
　　海带中含丰富的褐藻多糖、褐藻胶及海藻聚糖，可增强机体免疫力，抑制癌细胞增生，对预防大肠癌和乳腺癌有一定作用。海带中所含的纤维素能增强肠胃蠕动，促进排泄，加速清除肠道中的有害物质，防止大肠癌的发生。

食用有方

◎ 干海带烹调之前，宜洗净后浸泡2～3小时，再将浸泡好的海带连同浸泡海带的水一起下锅炖煮，这样可更好地保存海带中的营养成分。

◎ 当食欲不振时，制作一道凉拌海带丝，既可增加食欲又可防癌。

搭配有理

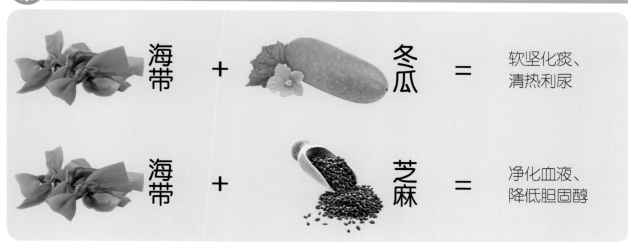

海带 ＋ 冬瓜 ＝ 软坚化痰、清热利尿

海带 ＋ 芝麻 ＝ 净化血液、降低胆固醇

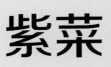

紫菜

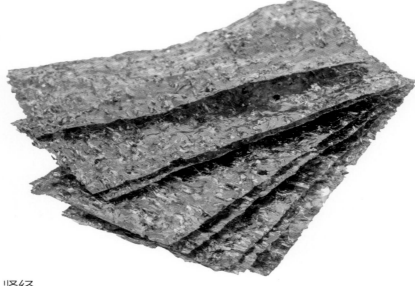

宜

抗癌指数：★★★★★

养生功效
软坚散结，消炎利水

性味归经
性寒，味咸；归肝、胃、肾经

抗癌因子
甘露醇、藻胶酸、维生素U、蛋白质

抗癌机制
在紫菜中有特殊多糖类、蛋白质、脂质、色素及低分子物质，具有增强免疫力及抗癌活性的功效。紫菜中含丰富的藻胶酸，具有抗辐射与抗环境污染的作用，可增强机体免疫力，抑制癌细胞增生，对预防大肠癌和乳腺癌有一定作用。紫菜富含抗癌物质维生素U，经常食用，可预防胃癌。

食用有方

◎ 紫菜可以凉拌，或作为配菜与鸡蛋、肉类、冬菇搭配炒食。

◎ 食用紫菜前，要先用清水泡一下，中间可以换水1~2次，以彻底清除污物、毒素。

搭配有理

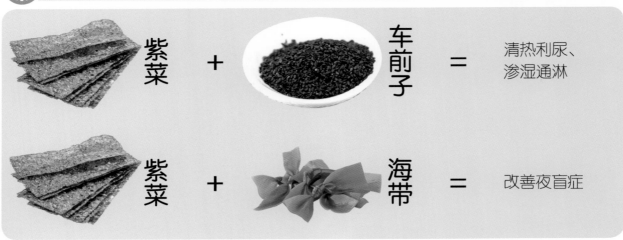

紫菜	+	车前子	=	清热利尿、渗湿通淋
紫菜	+	海带	=	改善夜盲症

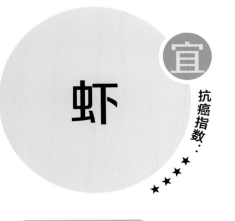

虾

宜

抗癌指数：★★★★★

养生功效

补肾壮阳，通乳抗毒

性味归经

性温，味甘、咸；归胃、肾经

抗癌因子

甲壳素、虾红素、钙、硫胺素、核黄素、烟酸

抗癌机制

虾含有虾红素，有强抗氧化性，可消除自由基，起到预防癌症的作用。虾含有丰富的线性高分子多糖甲壳素，甲壳素具有显著的抗癌作用，能抑制癌细胞转移；同时甲壳素还能修复受损细胞，对于手术后或放化疗后的患者康复有着积极意义。

忌 鱼子

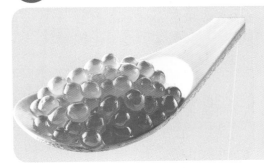

忌食原因：**鱼子含有大量蛋白质、胆固醇、维生素及多种微量元素，身体健康者食用鱼子有补益作用，但癌症患者则不宜多食鱼子。鱼子含有大量蛋白质和胆固醇，癌症患者食用后，会造成蛋白质堆积，加重脾胃负担，不利于患者的治疗和康复。**

忌 螃蟹

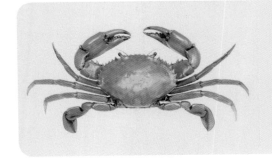

忌食原因：**螃蟹本身营养丰富，味道鲜美，对于健康人来说无疑是一道集美味与营养于一身的佳肴，但是，癌症患者食用螃蟹要谨慎。螃蟹是含有大量蛋白质、高胆固醇、高嘌呤的食物，对于癌症患者来说，过多食用螃蟹不仅会给肠胃造成负担，还会带来高脂血症、痛风等健康隐患。**

饮品及调料 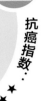宜

酸奶

抗癌指数 ★★★★

 养生功效

补虚益胃，生津润肠

性味归经

性微寒，味酸；归肺、胃经

抗癌因子

嗜酸乳杆菌、双歧杆菌、乳酸菌、钙、B族维生素

抗癌机制

　　酸奶中含有多种免疫蛋白与B族维生素，有增强机体免疫力和抵抗力的作用，从而能很好地抑制肠内致癌物产生，预防癌症发生。乳酸菌能抑制坏菌，阻止有害细菌的生长，还能维持体内菌丛处于平衡状态，帮助免疫细胞分泌更多的干扰素，从而预防癌症的发生。

食用有方

◎ 酸奶宜在饭后1~2小时后饮用，不宜空腹食用。若空腹食用，其营养成分不易吸收，且胃酸浓度较高，进入胃肠内的乳酸菌不易存活，因此要饭后过一段时间再饮用。

搭配有理

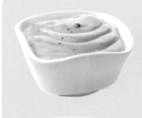 酸奶 + 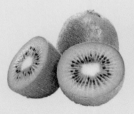 猕猴桃 = 开胃、促进消化

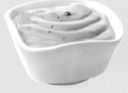 酸奶 + 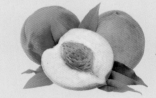 桃 = 增强体质

46

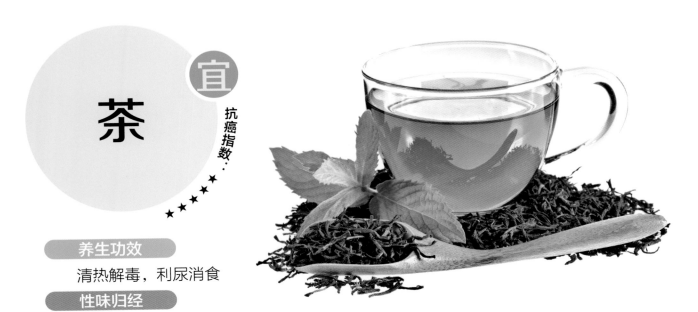

茶

宜

抗癌指数：★★★★★

养生功效

清热解毒，利尿消食

性味归经

绿茶性凉，红茶性温，味甘、苦；归心、脾经

抗癌因子

维生素C、茶多酚、儿茶素、鞣酸

抗癌机制

茶中含有的儿茶素具有抑制癌细胞生长的作用，对预防癌症及心血管疾病等具有一定的辅助作用。茶中的茶多酚具有抑制细胞病变为癌细胞的功效，而且长期吃抗癌药物者，适当饮用茶可帮助缓解抗癌药的不良反应。

食用有方

◎ 茶不宜在饭前或饭后马上饮用。空腹饮茶容易刺激胃液分泌，造成胃部不适；而在饭后马上饮茶，则不利于食物的消化吸收，建议在饭后半小时再饮用。

◎ 经常用茶漱口不仅能润喉，还可增强口腔抗菌能力，进而能有效预防口腔癌的发生。

搭配有理

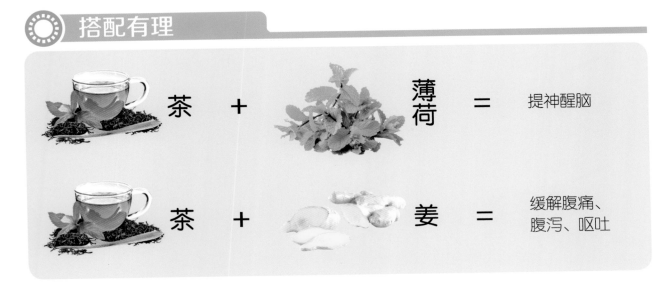

茶 ＋ 薄荷 ＝ 提神醒脑

茶 ＋ 姜 ＝ 缓解腹痛、腹泻、呕吐

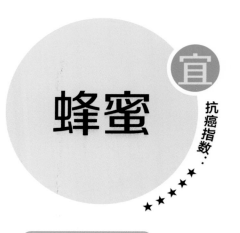

蜂蜜

宜

抗癌指数：★★★★★

养生功效
润燥解毒，补中缓急

性味归经
性平，味甘；归脾、肺、大肠经

抗癌因子
维生素A、B族维生素、维生素C、维生素E、锌、硒、活性酶

抗癌机制
蜂蜜含多种活性物质，能增强体内免疫调节系统功能，并具有抗老化、促进细胞再生、调节内分泌、改善新陈代谢、促进造血以及抑菌、抗癌等作用。蜂蜜中的蜂乳酸对癌细胞有一定的抑制作用。蜂蜜中含有丰富的酶，因此，食用蜂蜜不仅可以调节肠道平衡，还可以促进人体代谢，活化免疫细胞。

食用有方

◎ 天然的蜂蜜可调成蜂蜜水食用，也可以直接食用。如果调水食用，水温不宜超过40℃，以免蜂蜜中的活性成分被破坏，影响其保健功效。

搭配有理

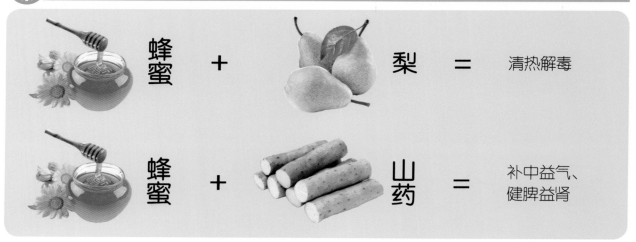

蜂蜜 ＋ 梨 ＝ 清热解毒

蜂蜜 ＋ 山药 ＝ 补中益气、健脾益肾

红酒

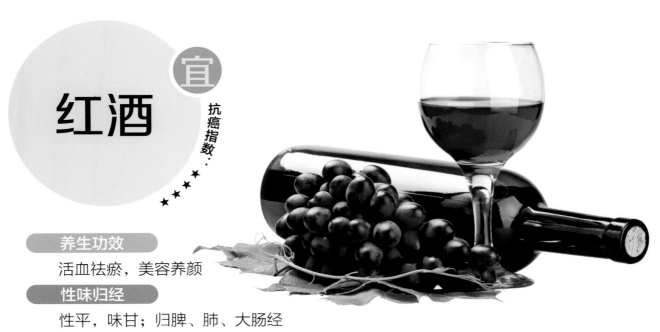

宜

抗癌指数：★★★★

养生功效

活血祛瘀，美容养颜

性味归经

性平，味甘；归脾、肺、大肠经

抗癌因子

白藜芦醇、原花青素、槲皮素、红酒多酚

抗癌机制

红酒中含有丰富的多酚类物质，这些物质都具有很强的抗氧化作用，具有保护心脏、血管及预防癌症等功效。红酒含白藜芦醇，可以预防肿瘤类疾病，同时也能降低血小板聚集，是心脑血管疾病的预防剂，有提高抗癌酶活性，减少癌细胞数量与转移的功效。

食用有方

◎ 红酒含有酒精，热量也偏高，因此每天饮用量以不超过200毫升为宜，女性减半。

◎ 红酒中的防癌成分不会因久煮而被破坏，仅仅是酒精会随着加热而蒸发，因此红酒搭配其他食材入菜也是很健康的吃法。

搭配有理

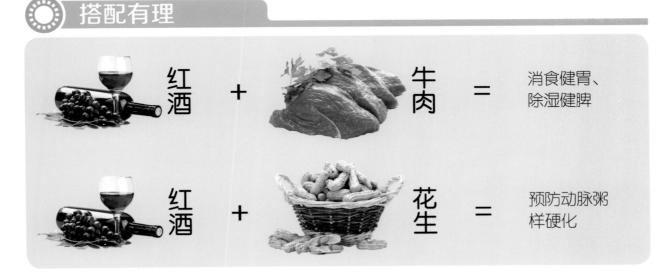

红酒	+ 牛肉	=	消食健胃、除湿健脾
红酒	+ 花生	=	预防动脉粥样硬化

橄榄油

宜

抗癌指数 ★★★★

养生功效

防癌抗癌，滋润皮肤

性味归经

性平，味甘；归脾、肺、大肠经

抗癌因子

维生素E、单不饱和脂肪酸、黄酮类化合物、角鲨烯

抗癌机制

　　橄榄油含维生素E和角鲨烯，具有抗氧化、抑制癌细胞生长的作用，而且橄榄油中所含的抗氧化多酚类物质，可减少癌细胞的出现，进而预防癌症发生。橄榄油中含有单不饱和脂肪酸，具有提高免疫力、破坏肿瘤细胞等作用。另外，橄榄油可减少紫外线对皮肤的伤害，有助于预防皮肤癌。

 食用有方

◎ 每天起床后或临睡前喝半匙橄榄油，具有排除体内致癌毒素、改善便秘的作用。

◎ 用橄榄油与多种绿叶蔬菜进行凉拌食用，有利于促进营养吸收、加强防癌功效。

搭配有理

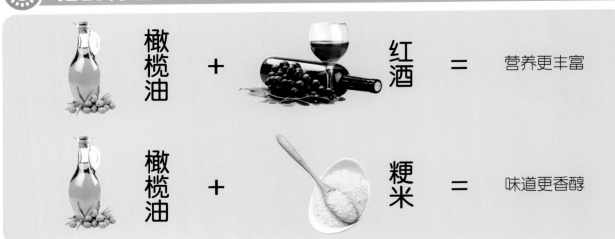

橄榄油 ＋ 红酒 ＝ 营养更丰富

橄榄油 ＋ 粳米 ＝ 味道更香醇

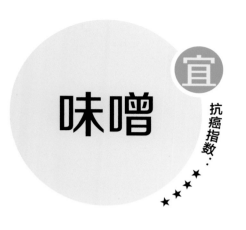

味噌

抗癌指数：★★★★

养生功效

祛脂降压，防癌抗癌

抗癌因子

B族维生素、各种氨基酸、大豆异黄酮、大豆蛋白、卵磷脂

抗癌机制

味噌的B族维生素和活性酶，能减少身体受到辐射污染。每天吃些味噌料理，可降低体内放射性物质的浓度。味噌中所含的大豆蛋白能增强低密度脂蛋白分解酶的活力，加速胆固醇分解，降低血液中胆固醇的含量。

食用有方

◎ 将味噌涂抹在鱼或肉类上，腌渍入味后，再以煎、蒸方式烹调，不但能除腥，使食物更加美味，而且还能降低对致癌物的吸收。

◎ 传统的味噌汤是加入豆腐与海带，日本料理中善用当季盛产、味道鲜美的食材入菜，味噌汤的材料也依四季变化而有所不同。

搭配有理

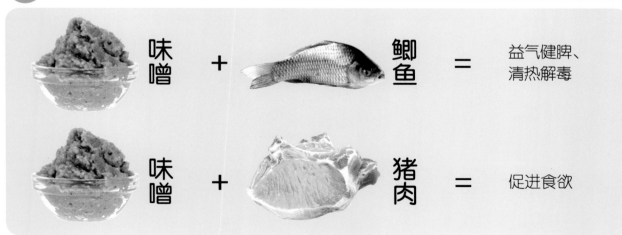

味噌 ＋ 鲫鱼 ＝ 益气健脾、清热解毒

味噌 ＋ 猪肉 ＝ 促进食欲

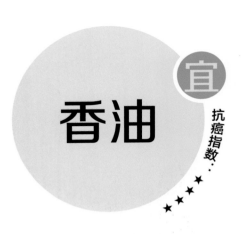

香油

宜

抗癌指数···

★★★★

养生功效

补肺益精，润肠通便

抗癌因子

维生素E、芝麻素、不饱和脂肪酸

抗癌机制

　　香油营养丰富，其中含有的不饱和脂肪酸、抗氧化物，都具有提高人体免疫力、降低癌症发生率的作用。香油有润肠通便的作用，可以促进肠道蠕动、预防便秘，具有减少肠壁上有害物质的附着和沉积的作用，进而有利于保护肠壁，预防胃癌、肠癌的发生。

食用有方

◎ 香油与其他食物进行烹调时温度不宜过高，以免破坏其中的营养物质。一般情况下油温不宜超过150℃。

◎ 中医认为，香油具有润五脏、益肝肾、补肺气、强筋骨、明耳目、耐饥渴的作用。其中香油未经加热是属于凉补，适合食欲不振者选用；而加热、加姜烹调后的香油则属于热补，适合身体虚弱者选用。

搭配有理

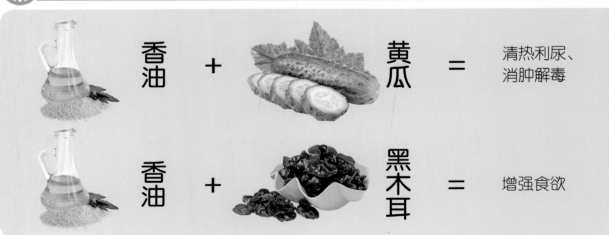

香油	+ 黄瓜	=	清热利尿、消肿解毒
香油	+ 黑木耳	=	增强食欲

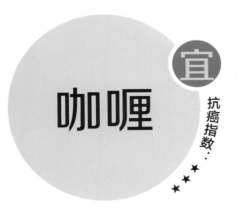

咖喱

养生功效

增进食欲，防癌抗癌

抗癌因子

姜黄素、挥发油类

抗癌机制

咖喱的抗癌功效主要与咖喱中所含的姜黄素有关。姜黄素具有抑制皮肤癌以及大肠癌细胞增生的作用，可以减缓肿瘤生长的速度，同时降低患皮肤癌及大肠癌的概率。姜黄素在治疗食管癌方面具有显著效果，能够抑制癌细胞的增生，有效预防癌症的发生。

食用有方

◎ 如果咖喱和蔬菜一起煮，则最好现做现吃，不要隔夜，否则蔬菜的风味会大大受影响。

◎ 咖喱和高纤维蔬菜如胡萝卜、洋葱、西蓝花等一起吃，既美味又防癌。

搭配有理

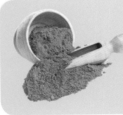 咖喱 ＋ 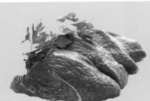 牛肉 ＝ 滋养脾胃、补血

忌 鸡精

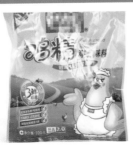

忌食原因：鸡精是以鸡肉、鸡骨、鸡蛋为原料制成的调味料，可用来增鲜。但是，鸡精营养价值并不高，而且含有大量谷氨酸钠，多食易导致高血压、高血糖、身体肥胖等，直接危害人体健康，甚至会引发食物中毒，有致癌风险。

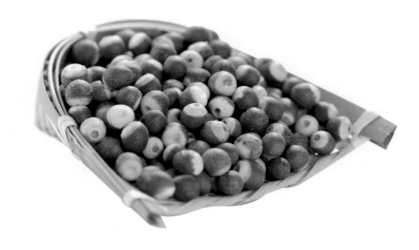

中药 宜

芡实

抗癌指数 ★★★★★

养生功效

益肾固精，补脾止泻

性味归经

性平，味甘、涩；归脾、肾、心经

抗癌因子

B族维生素

抗癌机制

芡实含有B族维生素，不仅可以帮助减少体内炎症的发生，防止癌细胞的生成，而且还能协助体内合成一些重要的酶类，调节体内代谢，从而抑制癌细胞生成。

食用有方

◎ 芡实可以与瘦肉同炖，营养价值很高，对缓解头痛、神经痛、关节痛、腰腿痛等症状效果显著。

◎ 芡实含有丰富的碳水化合物，脂肪含量非常低，因此很容易被人体吸收，经常吃一些芡实粥，或与红糖煮水喝，对补充营养、健脾益胃、促进消化很有帮助。

搭配有理

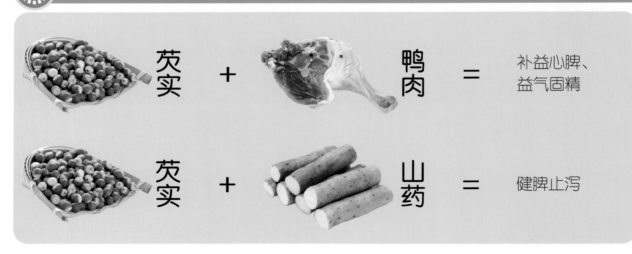

芡实 ＋ 鸭肉 ＝ 补益心脾、益气固精

芡实 ＋ 山药 ＝ 健脾止泻

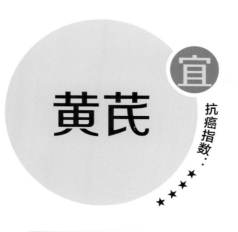

黄芪

宜

抗癌指数：★★★★★

养生功效

补气健脾，保肝利尿

性味归经

性微温，味甘；归肺、脾经

抗癌因子

黄芪多糖、皂苷、硒

抗癌机制

黄芪萃取液能增强吞噬细胞的功能，提高癌症患者体内免疫细胞的活性，还可减轻因化疗引起的不良反应。以黄芪加入其他药材与食材补身，可减轻癌症化疗及手术后患者贫血、浮肿、食欲不振、盗汗等症状。

食用有方

◎ 将黄芪、党参和枸杞子等中药制成保健茶饮，每天饮用，对预防癌症有一定的功效。

◎ 泡制的黄芪等中药若一次喝不完，需置于冰箱内冷藏，并于3天内喝完，以免药汤变质，引起身体不适。

搭配有理

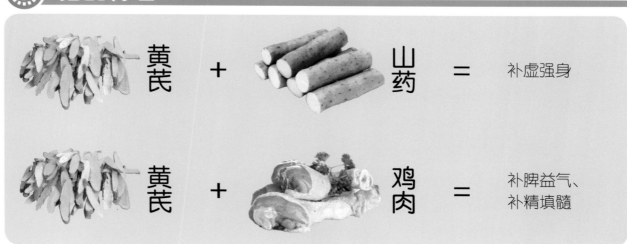

黄芪 ＋ 山药 ＝ 补虚强身

黄芪 ＋ 鸡肉 ＝ 补脾益气、补精填髓

灵芝

宜

抗癌指数：★★★★★

养生功效

补气养肺，固肾益精

性味归经

性平，味甘；归肝、肺、心经

抗癌因子

灵芝多糖、锗元素

抗癌机制

锗元素能有效促进红细胞的带氧能力，使细胞正常代谢，防止细胞衰老，具有防癌抗癌的作用。灵芝含有灵芝多糖，这种元素可加速核酸和蛋白质的代谢，促进造血，增强体质，提高免疫力，能有效抗癌。灵芝在与抗癌药物一起食用时，还能有效减轻药物的毒副作用。

食用有方

◎ 取灵芝5克，水煎取汤，每天2～3次。可用于癌症患者的调养。（备注：因癌症患者体质、病情不同，每味中药的药性也不同，因此请在医生指导下服用。）

搭配有理

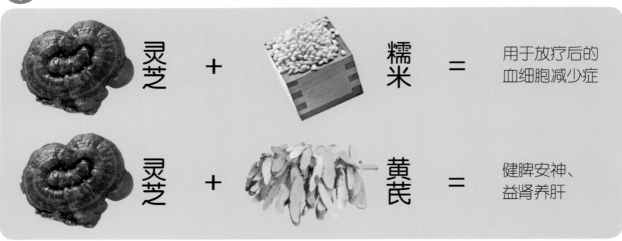

| 灵芝 | + | 糯米 | = | 用于放疗后的血细胞减少症 |
| 灵芝 | + | 黄芪 | = | 健脾安神、益肾养肝 |

肺癌

咳嗽
血痰
胸痛

早期信号

咳嗽、血痰、胸痛

易发人群

◎ 长期接触石棉、砷化合物、铬化合物、电离辐射、芥子气以及煤烟、焦油和石油中的多环芳羟类物质的人群。

◎ 长期在大气污染环境或者室内环境污染比较严重的环境中居住的人群。

◎ 40岁以上的长期吸烟者。长期接触二手烟的人群，要提高警惕。

◎ 有肺结核病史、治愈后反复发作的人群。

饮食指导

◎ 多吃葱、姜、蒜类食物，对肺癌有一定的防护作用。

◎ 多吃新鲜绿叶蔬菜和水果，每天供应膳食纤维和一定水平的维生素。

◎ 戒除烟酒。国外的研究已经证明，戒除烟酒能明显降低肺癌的发病率，且戒除烟酒越早，肺癌发病率的降低越明显。

饮食宜与忌

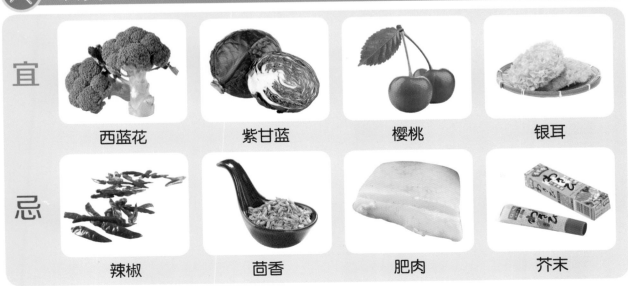

| 宜 | 西蓝花 | 紫甘蓝 | 樱桃 | 银耳 |
| 忌 | 辣椒 | 茴香 | 肥肉 | 芥末 |

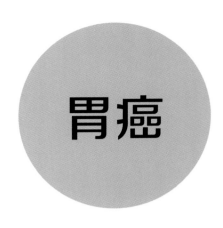

胃癌

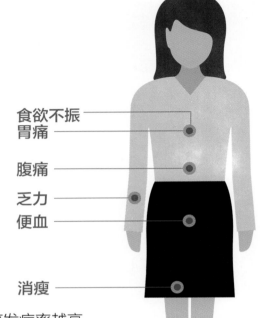

食欲不振
胃痛

腹痛

乏力

便血

消瘦

腹痛、胃痛、食欲不振、乏力、便血、消瘦

易发人群

◎ 长期膳食营养不均衡，甚至营养缺乏的人群。

◎ 长期吸烟、饮酒的的人群。烟龄、酒龄越长，胃癌发病率越高。

◎ 长期在大气污染环境或者室内环境污染比较严重的环境中居住的人群。

◎ 有萎缩性胃炎、胃溃疡、胃息肉等病史，治愈后反复发作的人群。

◎ 胃癌死亡率与年龄、性别有很大关系，集中在55岁以上人群。55岁以上胃癌患者占胃癌患者总数的70%。

饮食指导

◎ 摄食维生素和矿物质含量比较高的食物。

◎ 饮食要少而精，少食多餐。膳食要注意合理搭配，营养均衡，防止体液偏酸。

◎ 饮食宜清淡，少盐少油，少吃泡菜、酸菜等腌制食物。

◎ 戒除烟酒，这是预防胃癌最必要的一项。

🍴 饮食宜与忌

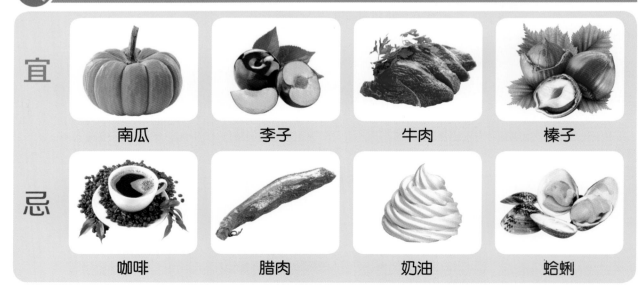

宜	南瓜	李子	牛肉	榛子
忌	咖啡	腊肉	奶油	蛤蜊

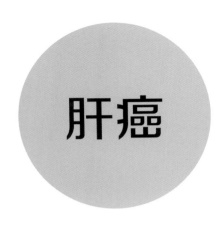

肝癌

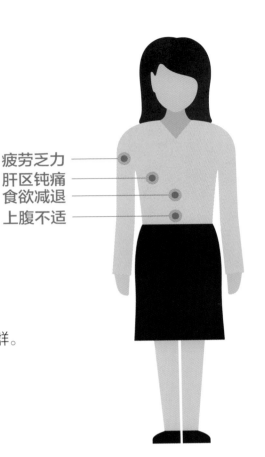

疲劳乏力
肝区钝痛
食欲减退
上腹不适

早期信号
疲劳乏力、食欲减退、上腹不适、肝区钝痛

易发人群
◎ 长期饮用被污染的水源，进食霉变和腌制食品的人群。

◎ 长期吸烟、饮酒的人群。

◎ 有乙肝病史，治愈后反复发作的人群。

◎ 有肝癌家族病史的人群。

◎ 感染乙肝病毒、丙肝病毒的人群。

饮食指导
◎ 多吃富含植物蛋白质的食物，如黄豆及其制品、瘦肉、禽蛋类、奶类及其制品。

◎ 饮食宜清淡，少食多餐，尤其是肝癌晚期，不应进食肥腻食物。

◎ 肝癌患者多有食欲不佳，恶心、腹胀等症状，应进食易消化、易吸收的食物，避免过凉、过热，切忌暴饮暴食。

◎ 戒除烟酒，可以有效降低肝癌的发病概率。

🍴 饮食宜与忌

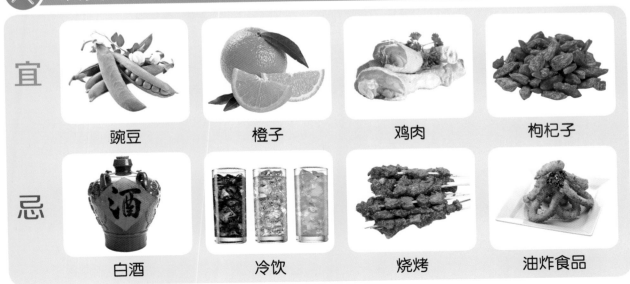

宜	豌豆	橙子	鸡肉	枸杞子
忌	白酒	冷饮	烧烤	油炸食品

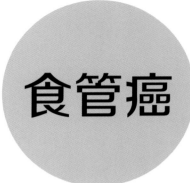

食管癌

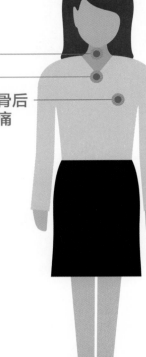

食物吞咽不畅 ——
进食冷、热食
物时感到刺痛
胸骨后
疼痛

早期信号

食物吞咽不畅，进食冷、热食物时感到刺痛，胸骨后疼痛

易发人群

◎ 长期饮烈性酒、吸烟，摄食过硬食物，进食过快的人群。

◎ 长期食用油炸、烟熏、烧烤、腌制类食品的人群。

◎ 喜爱过烫食物（如热饮、火锅、麻辣烫等）的人群。

◎ 有食管癌家族遗传史的人群。

◎ 有口腔黏膜炎症、食管炎等病史，治愈后反复发作的人群。

饮食指导

◎ 多摄食含有维生素C的食物。

◎ 饮食要注意合理搭配、营养均衡，多吃新鲜蔬菜和水果，避免高脂、高糖类食品。

◎ 避免食用被霉菌污染的食物，如被白地霉菌污染了的酸菜。

◎ 少吃过烫的食物，也不宜吃过硬或过粗糙的食物。

◎ 戒除烟酒，尤其是烈性白酒，对食管刺激过强。

🍴 饮食宜与忌

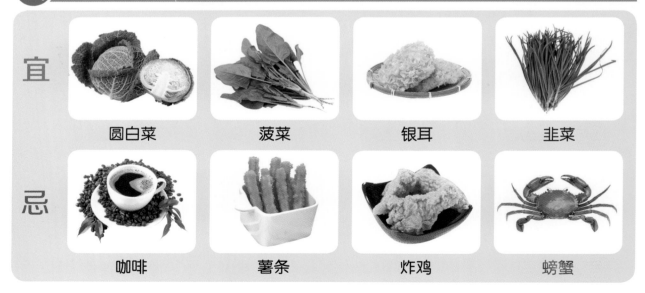

宜	圆白菜	菠菜	银耳	韭菜
忌	咖啡	薯条	炸鸡	螃蟹

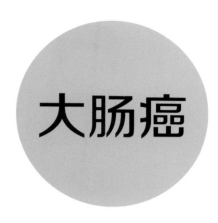

大肠癌

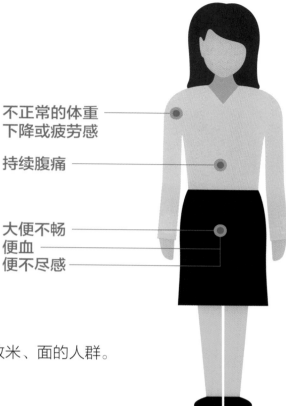

不正常的体重
下降或疲劳感

持续腹痛

大便不畅
便血
便不尽感

早期信号

大便不畅、便血、便不尽感、持续腹痛、不正常的体重下降或疲劳感

易发人群

◎ 长期接触放射线、吸烟、饮酒的人群。

◎ 长期摄食高脂肪、高动物蛋白、少纤维及精致米、面的人群。

◎ 家族中有直肠癌、结肠癌病史的人群。

饮食指导

◎ 少吃或不吃富含饱和脂肪和胆固醇的食物，如猪油、肥肉、动物内脏等。

◎ 多吃富含膳食纤维的食物，如新鲜蔬菜和水果、菌菇类、全麦食物。

◎ 多摄食植物蛋白，如豆类及其制品。

◎ 用部分粗粮替代细粮，注意摄取麦芽、鱼类、蘑菇等富含微量元素硒的食物。

◎ 植物油限制于每人每天20～30克（合2～3大匙）。

🍴 饮食宜与忌

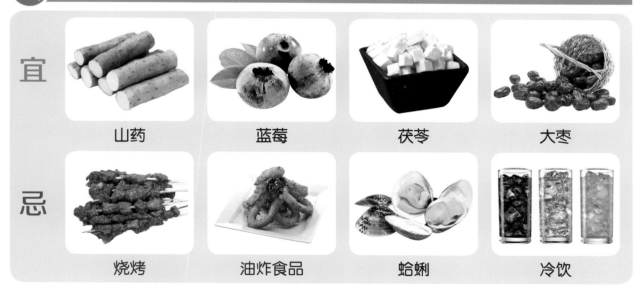

宜

| 山药 | 蓝莓 | 茯苓 | 大枣 |

忌

| 烧烤 | 油炸食品 | 蛤蜊 | 冷饮 |

前列腺癌

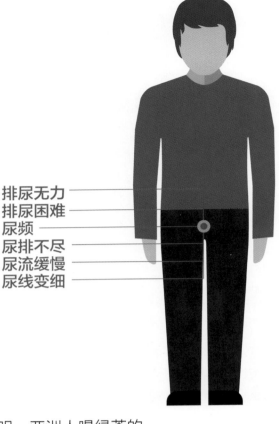

排尿无力
排尿困难
尿频
尿排不尽
尿流缓慢
尿线变细

早期信号

尿频、尿线变细、尿流缓慢、尿排不尽、排尿困难、排尿无力

易发人群

◎ 有膀胱癌或长期患前列腺炎的群体。

◎ 65岁以上的男性群体。

◎ 有前列腺癌家族遗传史的人群。

饮食指导

◎ 适当饮用绿茶，可以预防前列腺癌。有研究表明，亚洲人喝绿茶的习惯在预防和治疗前列腺疾病方面发挥了一定作用。

◎ 膳食需要注意营养搭配，多吃新鲜蔬菜和水果，尤其是含有B族维生素、维生素D、维生素E、异黄酮、木脂素、硒的食物。

◎ 避免摄入高脂肪、高胆固醇类食品。

◎ 戒除烟酒。

🍴 饮食宜与忌

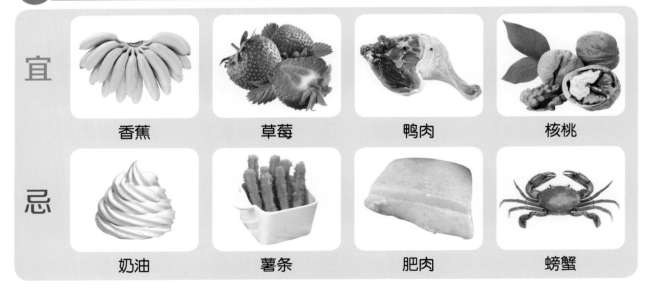

宜	香蕉	草莓	鸭肉	核桃
忌	奶油	薯条	肥肉	螃蟹

肾癌

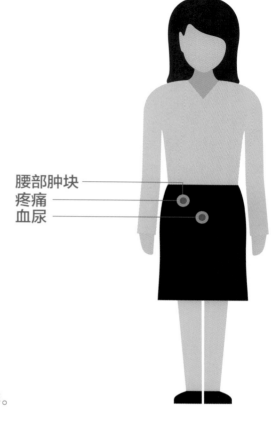

腰部肿块
疼痛
血尿

早期信号

血尿、疼痛、腰部肿块

易发人群

◎ 长期吸烟或接触二手烟的人群。

◎ 年龄40～70岁的人群。

◎ 肥胖且饮食习惯不洁的人群。

◎ 有肾癌家族遗传史的人群。

◎ 有高血压、肾炎等病史，治愈后反复发作的人群。

饮食指导

◎ 健康饮食，不暴饮暴食。

◎ 膳食要注意清淡，少油少盐。少吃或不吃煎炸、烟熏、烧烤、腌制类食品。

◎ 戒除烟酒。

饮食宜与忌

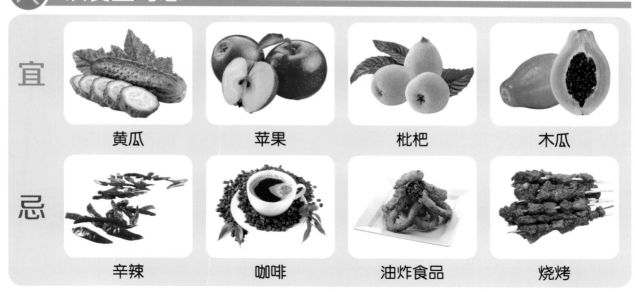

宜			
黄瓜	苹果	枇杷	木瓜

忌			
辛辣	咖啡	油炸食品	烧烤

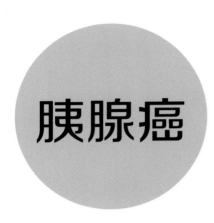

胰腺癌

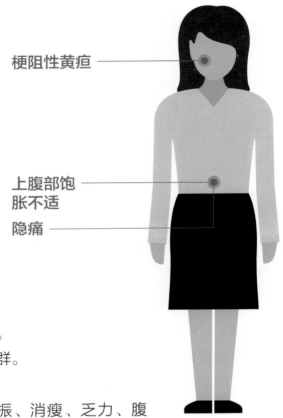

梗阻性黄疸

上腹部饱
胀不适

隐痛

早期信号

上腹部饱胀不适、隐痛、梗阻性黄疸

易发人群

◎ 长期摄入高脂肪和高蛋白类食物的人群。

◎ 长期吸烟、饮酒的人群，过量饮用咖啡的人群。

◎ 患有糖尿病的人群，有胰腺癌家族遗传史的人群。

◎ 有慢性胰腺炎病史，治愈后反复发作的人群。

◎ 40岁以上，无诱因腹痛、饱胀不适、食欲不振、消瘦、乏力、腹
泻、腰背部酸痛的人群。

饮食指导

◎ 提倡低脂肪、低蛋白质、高纤维素和高维生素饮食。

◎ 戒酒。不饮高酒精含量饮料可降低患胰腺炎概率，从而避免或降低患胰腺癌的概率。

◎ 戒烟。每天的吸烟量和烟龄长短与患胰腺癌成正相关，从少年时期即开始吸烟者更易
患胰腺癌。

🍴 饮食宜与忌

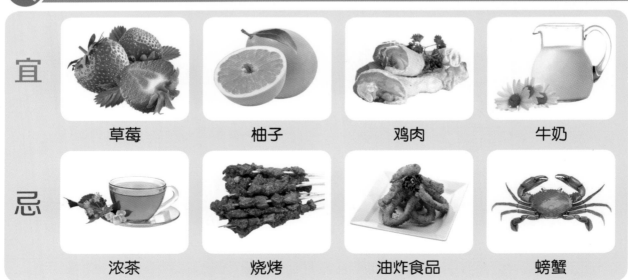

宜	草莓	柚子	鸡肉	牛奶
忌	浓茶	烧烤	油炸食品	螃蟹

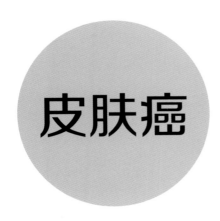

皮肤癌

皮肤上出现红色或黄色斑点

皮肤溃疡

早期信号

　皮肤上出现红色或黄色斑点、皮肤溃疡

易发人群

◎ 工作中经常接触沥青、焦油等，且没有很好的防护的人群。

◎ 长期从事户外活动，皮肤长时间接受日晒的人群。

◎ 黑色素分泌不足的人群。

◎ 在小儿期有过严重晒伤的人群。

◎ 有皮肤癌家族遗传史的人群。

饮食指导

◎ 适当饮用绿茶。绿茶中有一种物质叫茶多酚，可以抑制自由基的活性和细菌生长，具有防癌抗癌的功效。

◎ 多食用含有维生素C和维生素E的食物，如绿色蔬菜、橙子、柚子、蜂蜜等。

◎ 不要食用被污染的食物和发霉的食品，如被污染的水、农作物、家禽鱼蛋等，要吃一些绿色有机食品，防止病从口入。

🍴 饮食宜与忌

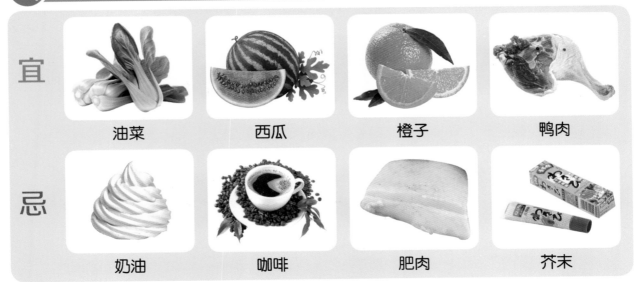

宜			
油菜	西瓜	橙子	鸭肉

忌			
奶油	咖啡	肥肉	芥末

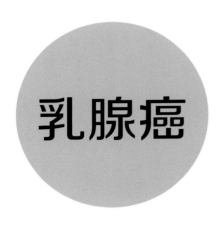

乳腺癌

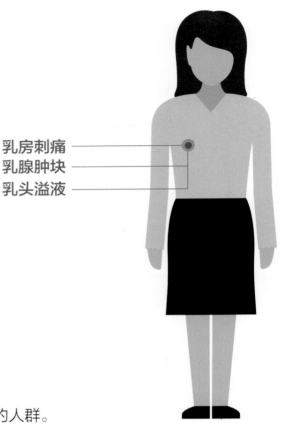

乳房刺痛 ————
乳腺肿块 ————
乳头溢液 ————

早期信号

乳腺肿块、乳房刺痛、乳头溢液

易发人群

◎ 常用激素类药品、保健品或化妆品的人群。

◎ 25 ~ 65岁女性人群，尤以50 ~ 55岁为高峰期。

◎ 做人工流产次数比较多的人群。

◎ 反复长期接触各种放射线的人群。

◎ 精神抑郁、性格暴躁、情绪不稳定、经常生气的人群。

◎ 有乳腺癌家族史的人群。

◎ 13岁前月经初潮或绝经晚，独身未育或婚后不育者，未哺乳或哺乳过长的人群。

饮食指导

◎ 术后的饮食要注意多吃新鲜蔬菜水果，忌食生葱蒜、白酒以及辛温、油炸、烧烤、油腻、发霉等食物。

◎ 饮食多样化，营养均衡。

 饮食宜与忌

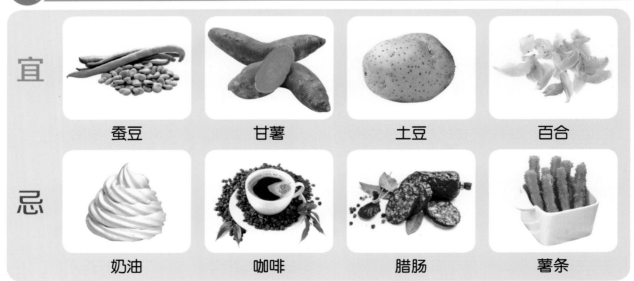

宜	蚕豆	甘薯	土豆	百合
忌	奶油	咖啡	腊肠	薯条

宫颈癌

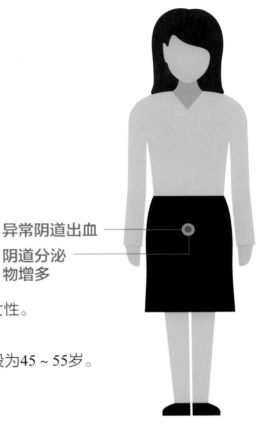

异常阴道出血

阴道分泌
物增多

早期信号

异常阴道出血、阴道分泌物增多

易发人群

◎ 过早开始性生活、性生活不节制、性伴侣过多的女性。

◎ 早年分娩、密产、多产的女性。

◎ 原位宫颈癌高发年龄为30～35岁，浸润宫颈癌一般为45～55岁。

◎ 长期外阴部卫生不洁的人群。

◎ 有宫颈癌家族病史的人群。

◎ 有宫颈疾病病史，治愈后反复发作的人群。

饮食指导

◎ 不滥用药物，尤其不要滥用性激素类药及有细胞毒性的药物，防止药物致癌的危险。

◎ 膳食要注意合理搭配，营养均衡，少吃或不吃油炸、烟熏和腌制食品。

◎ 多吃新鲜水果和蔬菜，摄取维生素和矿物质。

◎ 多吃五谷杂粮和含有植物性蛋白质类食物。

饮食宜与忌

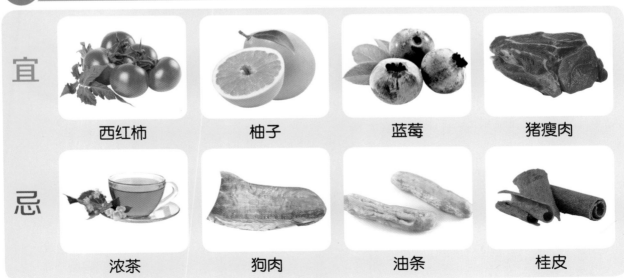

宜	西红柿	柚子	蓝莓	猪瘦肉
忌	浓茶	狗肉	油条	桂皮

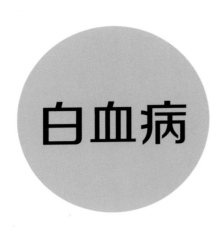

白血病

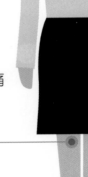

长期不明原因低热 —

显著的出血
倾向

进行性贫血 —

骨关节疼痛 —

早期信号

长期不明原因低热、进行性贫血、显著的出血倾向、骨关节疼痛

易发人群

◎ 有染色体畸变的人群。

◎ 有白血病家族遗传史的人群。

◎ 长期接触电离辐射和电磁场的人群，尤其是接触钴–60的人群。

◎ 长期服用含有氮芥、环磷酰胺、丙卡巴肼、VP16、VM26等药物的人群。

◎ 长期接触苯及其衍生物、亚硝胺类物质、保泰松及其衍生物、氯霉素等化学物质的人群。

饮食指导

◎ 多摄食含有维生素C的食物。

◎ 饮食要注意合理搭配，营养均衡，多吃新鲜蔬菜水果，避免高脂、高糖类食品。

◎ 注意少食多餐，切忌暴饮暴食。

饮食宜与忌

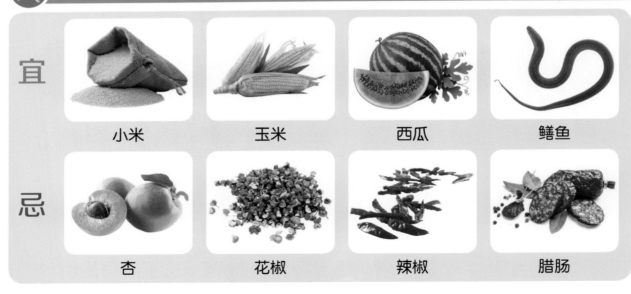

宜			
小米	玉米	西瓜	鳝鱼
忌			
杏	花椒	辣椒	腊肠